Ruth Raspe

Homöopathische Eselsbrücken

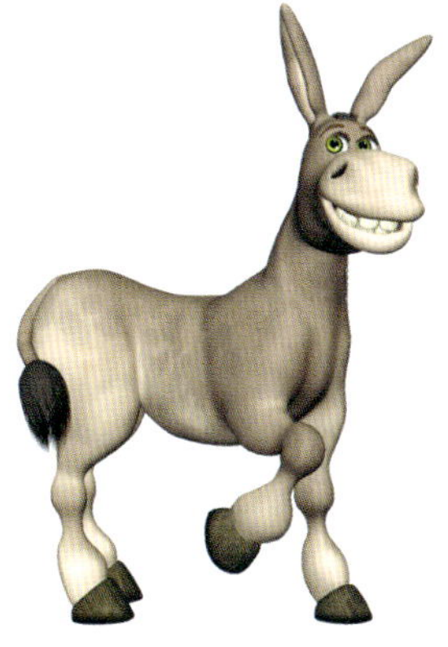

Ruth Raspe

Homöopathische Eselsbrücken

Homöopathie in Merksätzen

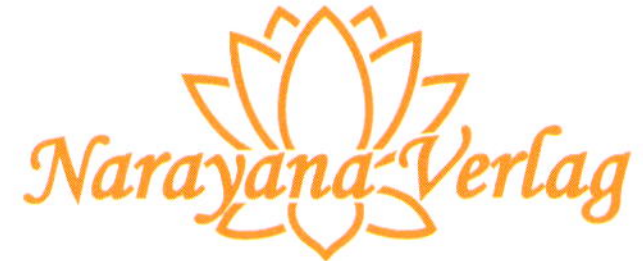

„Jeder Mensch ist
etwas Besonderes,
aber niemand ist
etwas Besseres!“

Motto:
„Hilfe zur Selbsthilfe
für mündige Patienten!“

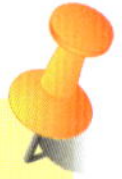

Inhaltsverzeichnis

Arzneimittel

Anhang

Vorwort

Liebe Leserin, lieber Leser!

In meinen Kursen zeigt sich immer wieder, dass Merksätze und Eselsbrücken bei der Findung des richtigen Arzneimittels enorm helfen können. Dieses Buch entstand aus der Idee heraus, homöopathische Arzneimittel schnell und einfach zu erkennen. Es soll eine Ergänzung zu den gängigen Arzneimittelbildern und Hausapotheken sein, um die Mittelwahl mit Hilfe einprägsamer Merksätze und Eselsbrücken zu erleichtern. Es erhebt keinen Anspruch auf Vollständigkeit.

Lob ebenso wie konstruktive Kritik erreichen mich über Praxis@rasperuth.de.

Besten Dank!
Viel Spaß mit den Eselsbrücken!

R. R. Raspe

Hinweise zur Selbstmedikation

Dieser Ratgeber ist nicht als Ersatz für eine ärztliche Behandlung gedacht. Im Zweifelsfall oder bei bedrohlichen Erkrankungen suchen Sie bitte einen Heilpraktiker oder Arzt auf. Bei der Anwendung der Mittel sollten unbedingt die eigenen Grenzen erkannt und beachtet werden.

Einnahmehinweise

„Erstes Mittel der Wahl" bedeutet, dieses Mittel ist in der Regel angesagt. Falls es nicht hilft, wird eine andere Potenz oder ein anderes Mittel benötigt, im Zweifelsfall bitte einen homöopathisch orientierten Heilpraktiker oder Arzt fragen.

Potenzen: C6, C12, C30, C200 (C1000) (LM)

Anfänger sollten in der Regel die niedrigeren Potenzen wählen. Verstärkt wird die Mittelwirkung durch eine Erhöhung der Potenz oder durch die wiederholte Einnahme des Mittels. Akute Situationen benötigen höhere Potenzen oder häufigere Wiederholungen. Mehr Globuli verstärken die Wirkung nicht, da es sich bei der Homöopathie um eine Information physikalischer Art und nicht um einen chemischen Wirkstoff handelt. Gibt man mir beispielsweise eine Visitenkarte, so reicht mir diese eine Karte. Jede weitere wäre Papierverschwendung, da alle Informationen bereits mitgeteilt wurden. Die Information wird aber verstärkt, wenn ich jeden Tag erneut eine Visitenkarte bekomme, was dann eine Art Erinnerung darstellt. Eine Erhöhung der Potenz wäre in diesem Fall mit mehr Informationen auf der Visitenkarte vergleichbar.

Generell gilt:

Je akuter die Situation oder je lauter der Schmerzensschrei, umso öfter muss die Einnahme wiederholt werden oder umso höher die Potenzwahl sein!

Besondere Anweisungen zur Einnahme sind bei einigen Mitteln nötig. Diese finden sich in der Regel unter dem TIPP.
Bei reinen Akutmitteln wurden nicht immer Leitsymptome u.s.w. aufgeführt. Hier handelt es sich um wenig geprüfte Mittel.

Es sind weitere Ratgeber zu Hausapotheken, Grundlagen und Arzneimittelbildern in Planung.

Gebrauchsanleitung

Arzneimittelname

Abkürzung

Deutscher Name

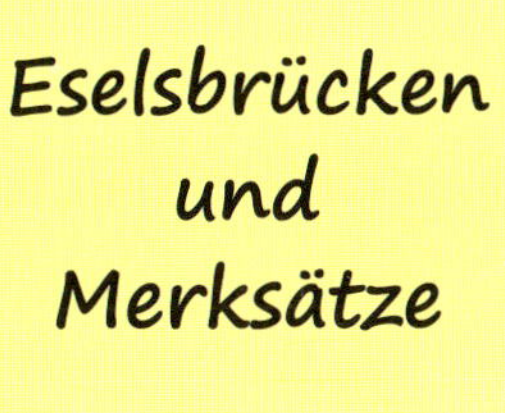

Geistige Merkmale

Körperliche Merkmale

Leitsymptome des Mittels

***Modalitäten:* das bessert**

***Modalitäten:* das verschlechtert**

besondere Tipps

Literaturhinweise, Filme, Personen.

Aconitum napellus

Acon.

Eisenhut, Sturmhut

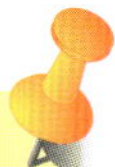

„Oh Schreck, lass nach!“

„In drei Tagen sterbe ich!“

„Homöopathisches Beruhigungsmittel!“

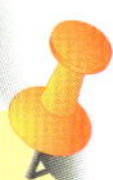

„Der stolze Ritter, in voller Rüstung mit Helm (Eisenhut) und Schwert, kommt auf seinem edlen Kampfross **plötzlich und stürmisch (Sturmhut) angeprescht und schlägt ALLES kurz und klein!“**

Sagt seine Todesstunde voraus! Nach starkem Wind, Schreck, Schock oder Angst. Hochakute Situationen. Heftig und schmerzhaft.

Plötzliches hohes Fieber, starker Kopfschmerz, Schreck und Schocksituationen mit Unruhe.

Typische Situation: Menschen, die z. B. nach einem Autounfall im Schockzustand unruhig umherlaufen. Kind verletzt? Mama braucht zunächst Aconitum, damit sie die Ruhe bewahrt und dem Kind gut beistehen kann!

Panik, Schreck, Furcht.

Ruhe, im Freien, warmer Schweiß.

Heftige Emotionen, Kälte, Wind, nachts.

Aconitum verbraucht sich als Mittel sehr schnell, zudem wird es in der Regel bei hochakuten Geschehen eingesetzt. Also gibt es zwei Gründe, es in einer hohen Potenz einzusetzen. Meine Erfahrung: mindestens C200.

Doping: Eine Stunde vor dem Sprint eine Gabe C30. „Rennt als sei der Tod hinter ihm her".

Die Bremer Stadtmusikanten.

Aether

Aether

Narkosemittel

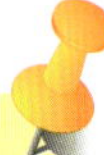

„Bei Äthergeruch wird mir kotzübel!“

„Immer, wenn ich an Äther denke, kommt mir der Geruch wieder in die Nase, und ich erinnere mich an meine Operation!“

Beschwerden durch Äthernarkose im Besonderen oder andere Narkosemittel. Narkose hat Trauma hinterlassen. Auch in der Kindheit.

Hilft immer, wenn sich alte Operationstraumata zeigen, auch wenn diese sehr lange zurückliegen. Wenn schlechte Erinnerungen an eine Äthernarkose belasten oder akute Symptome daran erinnern.

Narkosefolgen.

Nach Narkose, Äthergeruch.

Oft reicht eine Einmalgabe C30 oder C200. C30 eventuell eine Woche lang einmal täglich. Siehe auch *Chloroformium*.

Allium cepa

All-c.

Küchenzwiebel

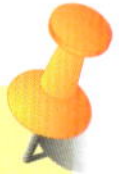

„Ich hab´ die Nase voll!"

„Tränen und Schnupfen wie durch Zwiebelschälen!"

Kernlos, viele Schalen, kann sich nicht verwurzeln.

Augen und Nase laufen wie beim Zwiebelschälen. Heuschnupfen und Erkältung, reichlich milder Tränenfluss. Scharfer, wundmachender Fließschnupfen. ***Vorsicht: wenn umgekehrt, dann Euphrasia!***

Verlangen nach rohen Zwiebeln.

Im Freien, Kühlung, Baden, Bewegung.

Warmes Zimmer, nasse Füße, abends.

Wenn es passt, ist es ein gutes Mittel gegen Amputationsschmerz!
C30 bei Bedarf.

Edith Biewend: Schniefnase und Wetterfrosch.

Alumina

Alum.

Aluminiumoxid

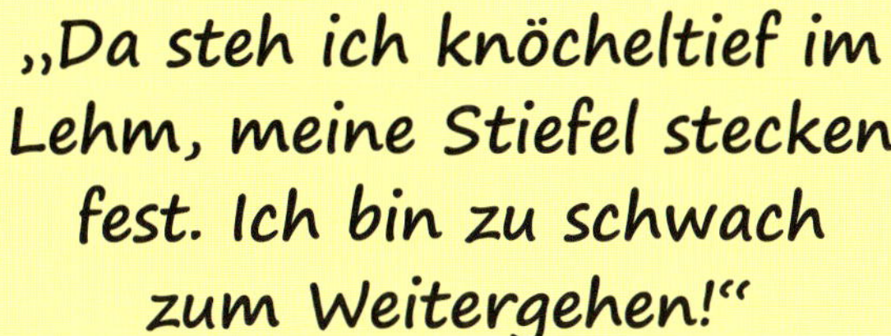

Innerlich hastig, aber langsam im Handeln und Begreifen. Wie gelähmt.

Alte Menschen, Mangel an Lebenswärme. Früh gealterte junge Menschen mit Schwäche und Trägheit der Funktionen. Schwerfällig.

Langsamkeit wird zur Lähmung.

Abends, im Freien, leichte körperliche Bewegung.

Morgens beim Aufwachen, Wärme, warmes Zimmer, Winter, Kartoffeln.

Großes Mittel bei Demenz!
C30 oder, wenn es konstitutionell passt, höher bis zur LM-Potenz.

Die Moorsoldaten.

Apis mellifica

Apis

Honigbiene

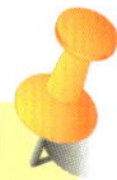

„Emsige Bienchen,
die keine Ruhe finden!“

„Mir fällt immer
alles aus den Händen!“

„Ärgerst du die Biene,
sticht sie dich!“

„Geburtstrauma!“

Kummermittel nach Todesfall, Witwenmittel, Angstmittel, Asthmamittel. Familienmenschen, die alles für die Familie oder Freunde tun, aber diese auch tyrannisieren können.

Alles, was so aussieht oder sich anfühlt wie ein Bienenstich. Erstes Mittel der Wahl bei Insektenstichen, Ödemen, Blasenentzündung. Asthma und Heuschnupfen mit Angst und Atemnot. Akutes Natrium. Wenn Gegenstände oft aus der Hand fallen, schreit es nach Apis!

Angst, brennender, stechender Schmerz, Ödeme, Eifersucht, durstlos, geschäftig, ungeschickt.

Frische Luft, Abdecken, kalt Baden, aufrechtes Sitzen.

Hitze, geschlossene Räume, Berührung.

C30 oder höher bei akuten Insektenstichen, die o.g. Symptomatik haben. Ebenso nach Spritzen und Impfung, wenn der Einstich diese Symptomatik zeigt.
Bei anaphylaktischem Schock / Glottisödem: Notarzt rufen! C30 oder C200 im Wechsel mit *Aconitum* C200 häufig wiederholen (eventuell jede Minute!).
Wird *Apis* nach Geburtsschock / Schock nicht gegeben, ist ein Jahr später Natrium angezeigt.

Die Biene Maja.

Argentum nitricum

Arg-n.

Silbernitrat, Höllenstein

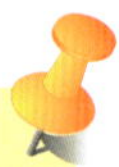

„Ich hab´ Schiss in der Hose!“

„Ich scheiß´ mir in die Hose!“

Muss unter Stress „AA“ und hat „Kloß im Hals“. „Panik, in der Enge stecken zu bleiben!“ Uterus-Kontraktion vor der Austreibungsphase unter der Geburt. Kann nicht durch enge Gassen mit hohen Häusern gehen. Glaubt, die Häuser stürzen auf ihn. Prüfungsmittel! Meist schon bei der ersten Lebensprüfung, der Geburt, gab es Probleme, war er stecken geblieben. Folgen von Erwartungsspannung.

Angst, feuchte Hände, Durchfall.

Kälte, Bewegung, Wind.

Gemütsbewegungen, Angst, Spannung, Prüfung.

Großes Mittel bei Prüfungsangst mit Durchfall und Kloß im Hals. Bei Bedarf C30 bis C200.

Star Wars: in der Müllpresse.

Arnica montana

Arn.

Bergwohlverleih, Fallkraut

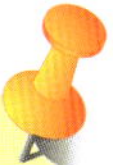

„Schick´ den Arzt nach Hause!"

„Das Bett ist zu hart!"

„Autsch, lass mich in Ruhe!"

„Nur ja nicht anfassen!"

Grün und Blau schlagen. Was mich nicht umbringt, das macht mich nur härter. Wer nicht hören will, muss fühlen. Kann vor Muskelkater oder Schmerzen nicht im Bett liegen, da das zu hart ist.

Er sagt, er sei gesund, wenn sehr krank. Schmerzmittel, Schockmittel. Akute Situationen mit Schmerz und Blutergüssen. Beule am Kopf. Immer erstes Mittel der Wahl, wenn es sehr schmerzt.

Situationsbeispiel: Autounfall. Menschen, die nach Schock am Straßenrand sitzen und keine Hilfe wollen.

Angst, Auffahren aus dem Schlaf, Bluterguss, Furcht vor Berührung, Nasenbluten.

Mit dem Kopf nach unten Liegen, im Freien, kalt Baden, Lageänderung, aufrechtes Sitzen.

Nachts, Berührung, Verletzung, Schlag, Erschütterung, Wehen, Verstauchung, Prellung.

Gute Operationsnachsorge, die homöopathische Thrombose-Prophylaxe. Bluterguss.
Hat Hüftschmerz alter Menschen beseitigt.

Luis Trenker.

Arsenicum album

Ars.

Weißes Arsenik

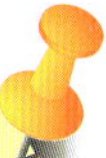

„Ich hab´ Pudding
in den Knien
und fühle mich kodderig."

„Putzfimmel!"

Preußische Werte!

Arsenicum sieht sofort, wenn ein Bild schief an der Wand hängt. Sehr ordentlich und pflichtbewusst. Altersstarrsinn. Pflichtbewusst. Große Furcht vor Keimen, Krankheit, Tod. Sagt seine Todesstunde voraus.

Vergiftung durch verdorbene Nahrung (Arzt!). Hohes Fieber mit Bauchweh, Kälte und Schwäche. Appetitlos. Ruhelos, schwach. Kalte Menschen, frieren leicht.

Trinkt viel in kleinen Schlucken, lässt immer einen Rest im Glas. Schwäche und Kälte. Brechdurchfall.

Wärme, Gesellschaft, heiße Speisen, warme Getränke.

Nachts, Kälte, Alleinsein, alte Speisen, Eis, Alkohol, Mitternacht bis ein Uhr.

Gutes Mittel bei Altersstarrsinn und Alterskachexie, bei Abneigung gegen Fleisch. Dieses Mittel könnte vielen alten Menschen die letzten Lebensjahre erleichtern, bzw. deren Lebensqualität verbessern.
Bestes Mittel bei Magen-Darm-Erkrankungen mit Übelkeit, Durchfall, Erbrechen, Kälte und Schwäche.
In meiner Praxis hat sich in den letzten Jahren gezeigt, dass bei Magen-Darm-Infekten, die *Arsenicum* benötigen, die Potenzwahl eher hoch bis sehr hoch sein sollte. Akut C30 versuchen, wenn das nicht reicht C200 oder C1000.

Der standhafte Zinnsoldat. Arsen und Spitzenhäubchen. Friedrich der Große. Sherlock Holmes.

Astacus fluviatilis

Astac.

Flusskrebs

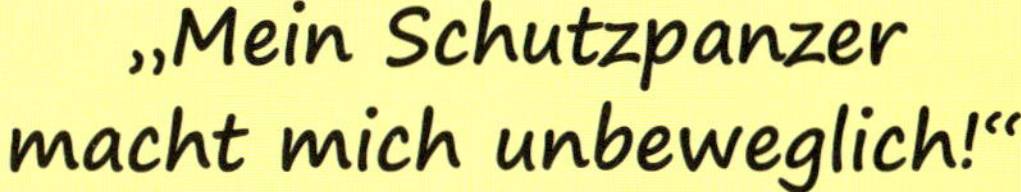

„Mein Schutzpanzer macht mich unbeweglich!“

„Der schutzgebende, blaue Marienmantel!“

„Maria, breit´ den Mantel aus!“

Wenn Schutzstrukturen zu schnell aufgelöst wurden. Umhüllt und schützt in Situationen großer Verletzlichkeit. Introvertiert, kindlich, sehr verletzlich, schutzlos.

Großflächiges Häuten der Lippen.

Ungeduld im Haus. Furcht vor Unglück von Mittag bis 15 Uhr.

Weinen, kalt Duschen.

Entblößung, Hitze, Aufdecken.

Wertvoll nach radikaler Therapie, wenn sehr verletzt. Menschen mit dem Sternzeichen Krebs!

Barium carbonicum

Bar-c.

Schwererde

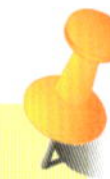

„Die Erfindung der Langsamkeit!“

„Nun komm‘ endlich mal in die Pötte!“

Enorme Entscheidungsschwierigkeiten. Versteckt sich. Auffallend kindisches Verhalten. Mundatmung mit sichtbarer Zunge. Chronische Rachenmandelentzündung.

Infantil, unentschlossen, großer Mangel an Selbstvertrauen. Wachstumsverzögerung. Spätes Laufen-, Sprechen-, Lesenlernen. Harte Schwellung der Lymphknoten, bei weicher Schwellung ist es Calcium. Sehr kälteempfindlich, harte Schwellung der Mandeln. Stur. Dickköpfig. Am Anfang und Ende des Lebens. Zustand oft kompensiert, mit meist hoher Stellung und sozialer Verantwortlichkeit, nur selten offensichtliches Empfinden von Unfähigkeit.

Kind versteckt sich hinter der Mutter oder Möbeln, wenn Fremde anwesend sind. Spricht schwierige Worte mit geschlossenen Augen. Langsam!

Warm Einhüllen, nicht an die Krankheit Denken.

Gesellschaft, an die Beschwerden Denken.

Gutes Mittel für Schulkinder, die mal einen Kick benötigen. C30 eine Gabe oder einmal pro Tag, eine Woche lang.

Der Däumling. Forrest Gump. Kaspar Hauser. Nadolny: Die Entdeckung der Langsamkeit.

Belladonna

Bell.

Atropa belladonna; Tollkirsche

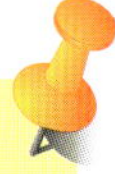

„Der Erlkönig!“ Goethe

„Ich fürchte mich so sehr, da sind Gespenster!“

Akuter *Belladonna*-Zustand. *Belladonna*-Gesicht: Glasige Augen, große, geweitete Pupillen, rote, heiße Wangen, rotes Gesicht. Halluzinationen und Wahnideen. Bäume sind Gespenster. Sichtbar klopfende Halsschlagadern. Wilder Blick. Gesund ein wahrer Engel, aber wenn krank wie ein Teufel.

Hohes Fieber. Kalte Extremitäten, heißer Kopf und Körper. Heftiger Verlauf. Typische Fiebersituation mit Schüttelfrost. Jeder Schmerz, der sehr intensiv und eventuell mit Angst besetzt ist. Angst vor Hunden. Zorn mit rotem Gesicht. Empfindlich gegen Licht, auch bei klopfendem Kopfschmerz. Himbeerzunge. Scharlachrot. Kopfschmerz durch Haareschneiden.

Rotes Gesicht, geweitete Pupillen, heißer Körper - kalte Gliedmaßen. Verlangen zu beißen, Dinge anzuzünden. Wut.

Ruhe, Liegen, Beugen erkrankter Teile.

Sonne, Nacht, Entbindung, Abkühlung, Haareschneiden.

Mittel der Wahl bei Scharlach, Sonnenstich, Ohrenschmerz durch Unterdruck im Flieger und bei Mastitis stillender Mütter.

Ein Mann sieht rot. Vom Winde verweht.

Bellis perennis

Bell-p.

Gänseblümchen, Wundwurz

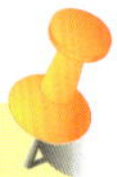

„Das schöne Gänseblümchen blüht das ganze Jahr!"

„Alle trampeln auf mir rum, ich stehe aber immer wieder lächelnd auf!"

Hält alles aus, sucht keine Hilfe, will durch den Schmerz durch, bis nichts mehr empfunden wird und jede Berührung weh tut.

Tiefe innere Traumata seelischer und körperlicher Art. Schwerwiegende, auch lange zurückliegende, seelische Verletzungen.

Verletzung tief liegender Organe, Uterusblutung, tief sitzende Blutergüsse. Nervenverletzung der Weichteile. Wundschmerz, wie zerschlagen fühlend.

Reiben, Massage, fortgesetzte Bewegung.

Vor Sturm, Heben schwerer Gewichte, körperliche Überanstrengung, Verletzung.

Wenn *Arnica* nicht reicht, *Bellis* geht viel tiefer. Empfindliche Mammaknoten. Mammaprellung mit Verhärtung, Verletzung der Mammae und Brustwarzen.

Hans Christian Andersen: Das Gänseblümchen.

Berberis vulgaris

Berb.

Sauerdorn, gemeine Berberitze

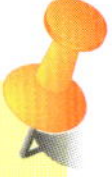

„Das Nierenausleitungsmittel!"

Nierenschutz, Nierenmittel zum Ausleiten, auch zur Unterstützung der Medikamentenausleitung. Zystitis. Stimuliert alle Drüsen.

Blasenentzündung. Brennender Schmerz beim Wasserlassen mit dem Gefühl unvollständiger Leerung.

Gehen oder Stehen bei Nierenkolik.

Bewegung, Erschütterung, Müdigkeit, Urinieren.

Blasenentzündung, wenn es passt. Nierenschutz und Ausleitung: täglich morgens eine Gabe C6 oder C12. Wichtig auch bei Dauermedikation während schwerer Erkrankungen, dann auch in Verbindung mit Leberschutz durch *Nux vomica*, siehe dort.

Bryonia alba

Bry.

Weiße Zaunrübe, Teufelsrübe, Gichtrübe

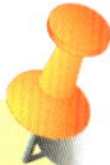

„Furcht vor Armut, spricht ständig von seinen Geschäften!“

„Muss sich am Zaun festhalten.“

Wut über die eigene Krankheit, viel Durst auf kalte Getränke. Reizbar, besonders bei Störungen, will alleine gelassen werden.

Verschlechterung aller Beschwerden durch die geringste Bewegung. Der Patient will still liegen und allein gelassen werden.

Beschwerden durch Abkühlung, wenn überhitzt. Verlangen nach Abgrenzung. Große Angst vor Armut. Liebt Altbewährtes.

Druck, Ruhe, kalte Luft, Hitze auf dem entzündeten Körperteil, Beine zum Leib Hochziehen.

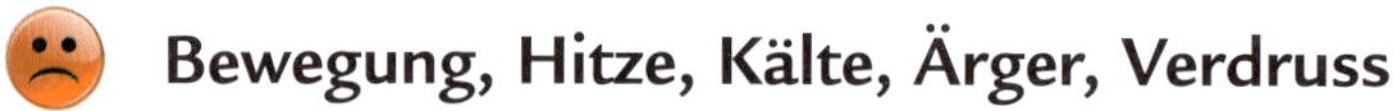

Bewegung, Hitze, Kälte, Ärger, Verdruss.

Bewährt bei schlecht gelaunten Patienten, die allein sein möchten - die unbedingt einen Zaun ums Haus bauen möchten (;-))! Wichtiges Mittel bei Blinddarmentzündung und Hernien.

Schneider Böck, Max und Moritz. Rumpelstilzchen.

Calcium carbonicum

Calc.

Austernschalenkalk

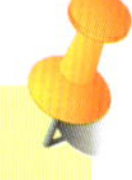

„Da sitzt die Auster mit ihrer ganzen Familie fest auf der Sandbank!"

„Barockengel!"

„Willkommen auf der Welt"

Einmalgabe C30 zur Geburt! Hilft dem Kind, sich in der neuen Umgebung einzufinden und stärkt das Immunsystem. Hat die Ruhe weg. Familie und Heim sind das Wichtigste. Fährt mit Birkenstock-Latschen und komplettem Haushalt in den Urlaub, muss Krankenhaus in der Nähe wissen, da Angst vor Krankheit. Das puttenhafte Kind-Engelchen. Für jedes Neugeborene, wenn sich nicht akut ein anderes Mittel zeigt.

Stärkt das Immunsystem. Weiche Schwellung der Lymphknoten. Wurmmittel, besonders auch für Haustiere mit eher kräftigem Körperbau und weicher Haut. Mag

Unverdauliches. Kann das erste Mittel des Lebens bis zur Einschulung sein und dann von Calcium phosphoricum abgelöst werden, auf das dann später eventuell Phosphorus folgt. Am Ende des Lebens.

Angst, Höhenangst, Verstopfung ohne Beschwerden, nächtlicher Kopfschweiß, Verlangen nach hartgekochten Eiern, Soße, Kartoffeln, Kartoffelbrei. Eigensinnig. Stur.

Familie, trockenes Wetter, morgens, nach dem Frühstück.

Grausamkeit, Milch, trockene Speisen, Kälte.

Calcium-Menschen brauchen die Familie. Sie neigen zu Erkältungen. Sind meist sehr gesund und werden im Alter plötzlich krank. Großes Kinder- und Altersmittel! Mondgesicht.
Im Alter C30 einmal wöchentlich.

Obelix. Buddha. Charly Brown (Peanuts). Amish People. Bruder Tuck bei Robin Hood.

Calcium fluoricum

Calc-f.

Flussspat

„Fersensporn und Überbein,
das muss nicht sein!“

„Ich brauchte lang, es aufzubauen, Calcium fluoratum braucht lang, es abzubauen – aber es schafft´s!“

Hauptmittel zum Abbau harter Knochen- oder Knorpelauswüchse.

Langsame Heilung von Knochenbrüchen. Verhärtungen, Verknöcherungen.

Warme Getränke, warmes Einhüllen, nach Schlaf.

Kälte, Hunger, von drei Uhr bis fünf Uhr.

Mittel der Wahl bei Fersensporn und Überbein.
C6 dreimal täglich drei Monate lang. *Calcium fluoratum* wirkt langsam, lang und tief.

Der Glöckner von Notre Dame

Calcium phosphoricum

Calc-p.

Kalziumhydrogenphosphat

„Heute hier, morgen dort,
bin kaum da, muss
ich fort, . . . !"

„Zappel-Philipp"

„Suppen-Kaspar"

Andere halten mich für dumm! ADHS.

Schulkind, Schulkopfschmerz, Schulbauchweh, Wachstumsschmerz der langen Röhrenknochen, zu schnelles Wachstum, lang und dünn, Unzufriedenheit, Motivationsverlust durch Erschöpfung. Mag Unverdauliches. Schwierige Zahnung, Ohrenweh. Ruhelosigkeit.

Furcht vor Armut. Wachstumsschmerzen. Verlangen zu reisen, doch gerade angekommen, muss er wieder weg!

Sommer, warmes, trockenes Wetter. Liegen, nach dem Abendessen.

Nach Wetterwechsel, Zugluft, Kälte, Nässe, Ostwind, Schneeschmelze. ZAHNUNG. Geistige Anstrengung. Schlechte Nachrichten.

Wichtiges Kindermittel, besonders, wenn zu schnell gewachsen! Unzufriedene, gelangweilte Kinder.

Der Zappel-Philipp.

Calcium sulfuricum

Calc-s.

Gips

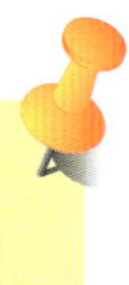

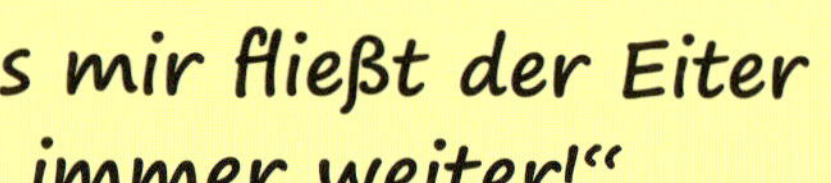

„Aus mir fließt der Eiter immer weiter!"

„Findest du mich nett?" „Keiner mag mich!"

Geschwisterrivalität. Kalter, fauliger Fußschweiß bei brennenden Sohlen.

Tendenz zu Eiterungen, ständige Absonderung dicken, gelben Eiters.

Kaltes Baden, Gesicht waschen, im Freien, Essen, Entblößen.

Zugluft, Berührung, warmes Zimmer, Einhüllen, Überhitzung, körperliche Anstrengung, Baden, lokale Hitze, Stehen.

Erstes Mittel der Wahl bei offenem Eiterfluss, kontrolliert Eiter und kupiert Geschwüre.

Geburt eines Geschwisterkindes.

Cantharis vesicatoria

Canth.

Spanische Fliege

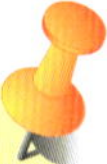

„Verbrennungen mit großen Blasen, Verbrennungen 2. Grades."

Blasen vom Wandern an den Füßen.

Zystitis mit brennendem, rohem, wundem Schmerz. Unerträglicher, ständiger Harndrang.

Starke BRENNENDE Schmerzen. Urinieren und Erbrechen gleichzeitig.

Reiben, ruhiges Liegen auf dem Rücken.

Urinieren, Geräusch von Wasser, glänzende Gegenstände.

Wenn die Beschwerden bei einer Blasenentzündung so schlimm sind, dass man große Angst vor dem Urinieren hat.

Carbo vegetabilis

Carb-v.

Holzkohle

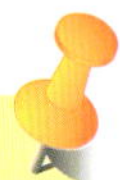

„Mittel zur Förderung der Oxydation."

„Mittel bei allgemeinem Reaktionsmangel."

Neigung zum Gähnen.

Auch zur Krebstherapie begleitend anzuwenden. Zahnfleisch blutet beim Saugen daran. Geringe Vitalität, Schwerfälligkeit, Trägheit, Kälte. Träge und unentschlossen. Hier immer im Zusammenhang mit der mangelnden Oxydation zu sehen.

Extreme Flatulenz und Völlegefühl.

Aufstoßen, abgehende Winde, Hinlegen.

Wärme. Flüssigkeitsverlust. Erschöpfende Krankheiten. Schwelgerei. Kleiderdruck.

In niedrigen Potenzen hilfreich für den Sauerstoff in der Zelle. C6 oder C12 täglich über einige Wochen.

Hauff: Das kalte Herz.

Cardiospermum halicacabum

Cardios.

Ballonrebe

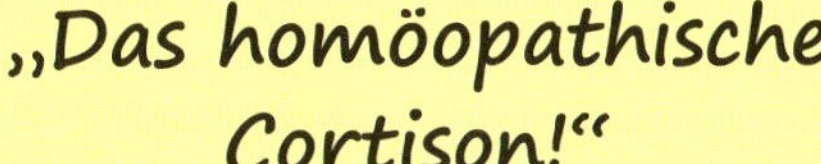

Laut Boericke ist eine Wirkung wie bei Cortikoiden nachweisbar.

Allergien im Haut- und Schleimhautbereich. Dermatosen, Ekzeme. Neurodermitis atopica. Psoriasis vulgaris, Urtikaria.

Es gibt meines Wissens keine ausreichenden Arzneimittelprüfungen zu diesem Mittel.

Es lohnt sich aber in jedem Fall, Cardiospermum bei passender Indikation in niedrigen Potenzen zu verordnen. C6 - C12.

Castor equi

Cast-eq.

Kastanie des Pferdes: getrockneter, an der Innenseite der Vorder- und Hinterfüße des Pferdes befindlicher schwarzer Auswuchs, welcher leicht abblättert.

„Rissige, ulzerierte Brustwarzen."

„Stillmittel."

Dick verkrustete Brustwarzen stillender Mütter, erstes Mittel der Wahl.

Niedrige Potenz: C6, C12. Wenig geprüft.

Causticum

Caust.

Causticum Hahnemanni; Hahnemanns Ätzstoff ohne Kali

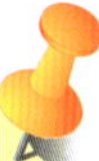

„Ich bin so ausgelaugt!"

„Sie haben Schlimmes erlebt, aber klagen nie!"

„Verbrennungen 3. Grades"

Diese Menschen klagen nicht, sie verschenken, was sie haben.

Rebellisch, antiautoritär, politisch aktiv. Große Tierliebe und Mitgefühl, können niemanden leiden sehen.

Allmählich fortschreitende Lähmung. Verbrennungen 3. Grades. Schlafzimmerblick (Ptose), Lähmungen, Warzen im Gesicht, auf der Nase. Stottern bei Erregung.

Allmähliche Lähmung auf drei Ebenen: emotional, geistig, körperlich.

Feuchtigkeit, warme Luft, nasses Wetter, Wärme.

Trockene Kälte, Haareschneiden, Schwangerschaft.

Kann Müttern helfen, ihre Trauer über ein verlorenes Kind zu bewältigen.

Lorenzos Öl. Franziskus von Assisi. Che Guevara. Kübler-Ross. Mutter Theresa. Gandhi.

Chamomilla

Cham.

Echte Kamille

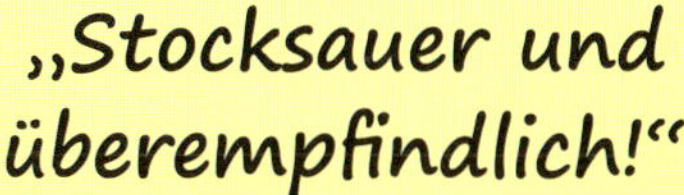

„Will geschaukelt werden und Hilfe, aber nichts hilft.“

Eine Wange rot und heiß, die andere blass und kalt.

Wenn umgekehrt dann: Moschus!!!

Streitsüchtig, geistige UNRUHE! Reizbar. Bei geistiger Ruhe ist Chamomilla kontraindiziert!

Enorme Reizbarkeit, Wutanfälle, verlangt Dinge, die er zurückweist, wenn er sie bekommt. Kind will getragen werden, schreit, sobald es wieder abgesetzt wird. Zahnung. Durchfall, der nach gehacktem, grünem Spinat aussieht.

Kaffee, Getragenwerden.

Kaffee, Zorn, Wind, Zahnung.

Gut bei Säuglingskolik mit Zorn und starker Überstreckung des Körpers. Mittelohrentzündung.

China officinalis

Chin.

Chinarindenbaum

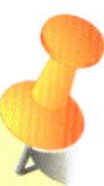

„Ich hab zu viel gepflegt oder gestillt!“

„Die Säfte verlassen mich, ich bin saft- und kraftlos!“

Mattigkeit und Kräfteverlust durch Flüssigkeitsverlust. Achtet nicht auf seine Bedürfnisse.

Mütter, die stillen. Appetitlos und ausgelaugt.

Schwäche durch Flüssigkeitsverlust. Periodisch, jeden zweiten Tag.

Harter Druck, Fasten.

Säfteverlust: Muttermilch, Blut, Schweiß, Urin, Durchfall.

Gutes Mittel für stillende Mütter, gibt Kraft und Appetit zurück.

Chloroformium

Chlf.

Trichlormethan

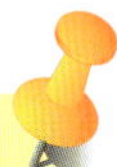

„Zum Ausleiten von Narkosen, insbesondere Chloroform-Narkosen."

Durch Narkosen verursachte Traumata, auch weit zurückliegende.

Wenn nach der Narkose Beschwerden zurückbleiben, die mit Nux vomica nicht besser werden, kann man an dieses Mittel denken. Auch bei lange zurückliegenden Narkosen. Siehe auch Aether.

Eine Gabe C30 oder C200, C30 eventuell eine Woche lang einmal täglich.

Cimicifuga racemosa

Cimic.

Wanzenkraut

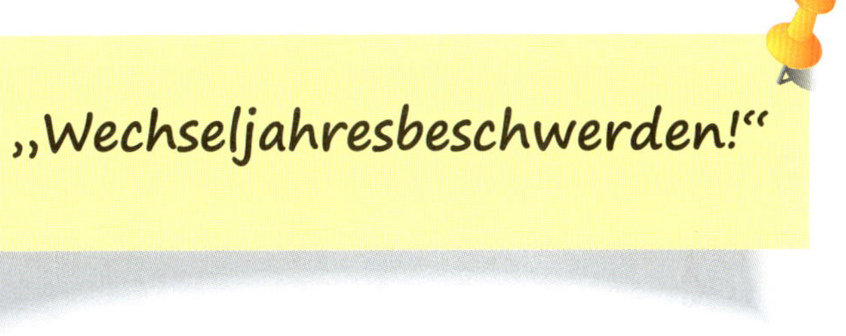

Wenn es passt bewährtes Heilmittel für gynäkologische Beschwerden.

Kann in der C30 bei Wechseljahresbeschwerden helfen. Einnahme einmal täglich oder wöchentlich.

Siehe auch Folliculinum.

Cocculus indicus

Cocc.

Kockelsamen

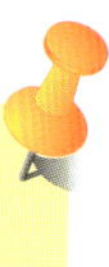

„Seefahrerkrankheit, Reiseübelkeit."

Schlimmer beim Wegfahren oder an Bord eines Schiffes.

Schwindel, Übelkeit, besonders beim Fahren.

Ruhig Liegen, warmes Zimmer.

Bewegung, Boot, Schiff, Auto, Kutsche. Gedanken an und Geruch von Speisen. Kalte Getränke bei heißem Wetter.

Gutes Mittel bei Reiseübelkeit. C30, C6.

Coffea cruda

Coff.

Arabischer Kaffee

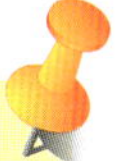

„Schlaflosigkeit durch Kaffeegenuss oder als ob man Kaffee getrunken hätte.“

Übererregung, empfindlich gegen geringste Geräusche.

Wärme und wenn man sich hinlegt.

Starke Gefühlserregung, Kaffee, Aufputschmittel, nachts.

Schlaflosigkeit nach Kaffeegenuss oder durch Gedankenandrang. C30.

Colocynthis

Coloc.

Bittergurke, Kürbisgewächs

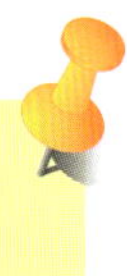

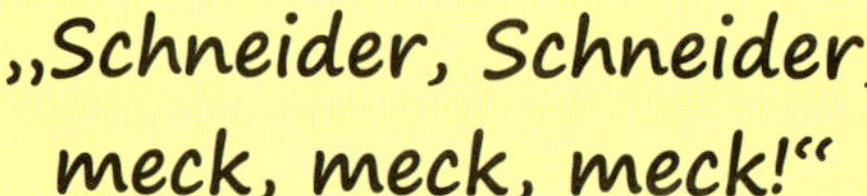

Folgen von Ärger, Wut, Zorn, Beleidigung, Ungerechtigkeiten, Kälte, eiskalten Getränken. Krampfartige, zusammenziehende Schmerzen. Qualvoller Schmerz im Bauch. Kolikartige, wellenförmige Krämpfe. Hexenschuss. Kolik bei Pferden!

Folgen von Kränkung und Zorn!

Zusammenkrümmen, harter Druck.

Verdruss, Gemütsbewegung.

Wichtiges Mittel für Kolik bei Pferden.

Max und Moritz: Schneider Böck.

Conium maculatum

Con.

Gefleckter Schierling

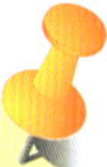

„Kann nicht aus der Hocke aufstehen."

„Wenn schon den Becher leeren, dann bitte mit Publikum!"

Drüsen verhärtet und geschwollen.

Allmähliche Lähmung und Schwäche mit Verhärtungen. Tränenfluss durch helles Licht. SCHWINDEL.

Enthaltsamkeit, Askese, Unterdrückung des sexuellen Verlangens nach Partnerverlust oder aus religiösen oder spirituellen Gründen.

Herabhängen lassen und Bewegung des betroffenen Körperteils, fortgesetzte Bewegung.

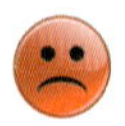

Alkohol, Anblick sich bewegender Gegenstände, Bewegung.

Hat harte Mamma-Knötchen im Klimakterium geheilt.

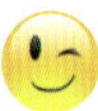

Sokrates und der Schierlingsbecher.

Eupatorium perfoliatum

Eup-per.

Durchwachsenblättriger Wasserhanf

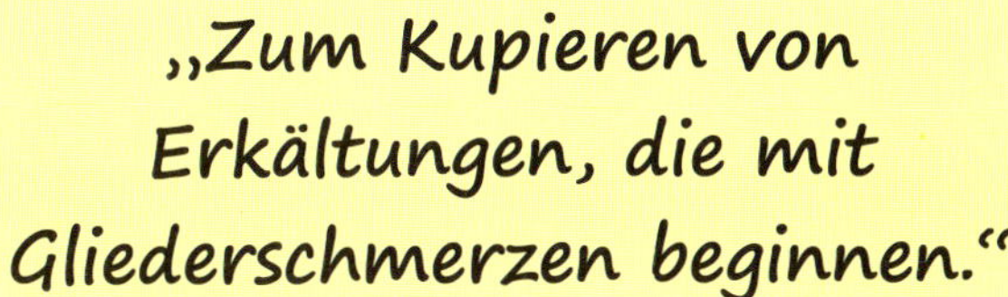

Sofortige Erleichterung bei vielen Glieder- und Muskelschmerzen, die mit fieberhaften Infekten einher gehen.

Gleich zu Beginn einer grippeartigen Erkrankung mit Gliederschmerzen. C30 stündlich.

Euphrasia officinalis

Euphr.

Augentrost

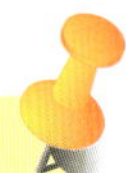

„Erstes Mittel bei Entzündung der Bindehaut mit reichlich Tränenfluss."

Scharfe Tränen, milder Schnupfen. Umgekehrt: *Allium cepa*!!!

Dicke, wundmachende Absonderung der Augen, scharfer Eiter. Wenn dünn und scharf: Mercurius!

Geht auch schon mal mit Gelenkbeschwerden einher.

Brennen und Schwellen der Augenlider. Wenn aber Brennen und Jucken, vor allem zusammen mit Niesen: Apis.

Gefühl, als wäre Sand in den Augen.

Im Liegen.

Im Stehen.

Auch bei Heuschnupfen.

Ferrum phosphoricum

Ferr-p.

Phosphorsaures Eisen

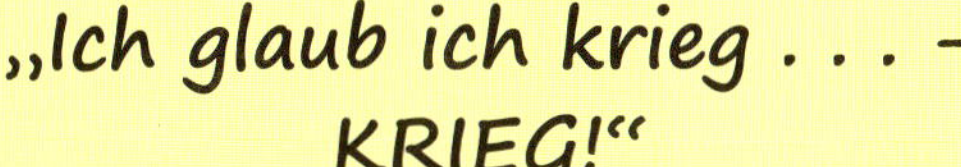

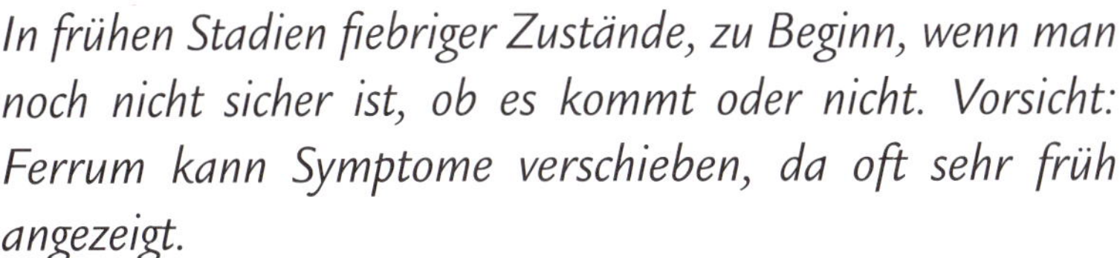

In frühen Stadien fiebriger Zustände, zu Beginn, wenn man noch nicht sicher ist, ob es kommt oder nicht. Vorsicht: Ferrum kann Symptome verschieben, da oft sehr früh angezeigt.

Reaktionsschwäche. Nervös, empfindlich, anämisch. Nasenbluten mit hellrotem Blut.

Kalte Auflagen, Ruhe.

Nachts, Berührung, Wärme.

Vorsicht: Da das Mittel im sehr frühen Krankheitsstadium gegeben wird, kann es eine deutlichere Symptomatik für bessere Mittel verhindern! Hat bei Folgen von Kriegstraumata in der Familiengeschichte geholfen.

Folliculinum

Foll.

Östrogenhormon

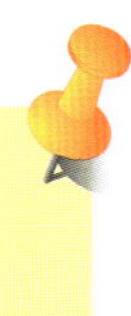

„Wechseljahre"

„Hitzewallungen"

Nimmt an Gewicht zu, ohne mehr zu essen.

Wenig geprüftes Mittel, aber sehr bewährt bei Wechseljahresbeschwerden.

C30 einmal pro Woche oder C6 täglich.

Galphimia glauca

Galph.

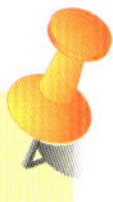

„Das homöopathische Antiallergikum!“

Bewährt bei Heuschnupfen. Man sagt ihm eine desensibilisierende, antiallergische Wirkung nach.

C6 oder C12 einige Wochen lang.

Gelsemium sempervirens

Gels.

Wilder Jasmin

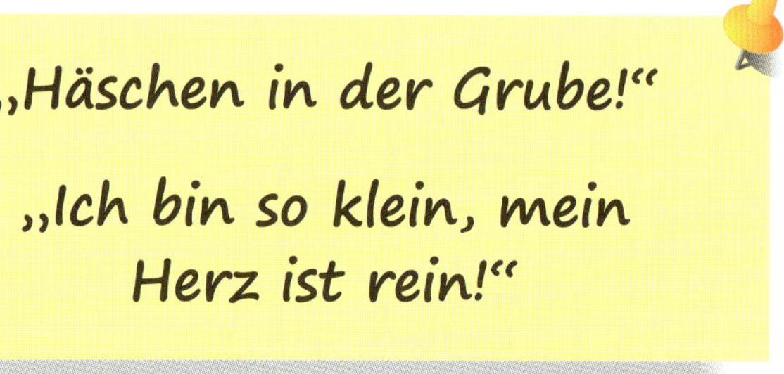

Angst- und Prüfungsmittel: Brett vorm Kopf, muss oft Pipi vor der Prüfung, hinterher aber auch AA! Sturzgeburt, Komplikationen während der Geburt, alles kümmert sich um die Mutter. Abgelegtes Neugeborenes.

Fön-Kopfschmerz, Nacken- und Kopfschmerz, nach Arbeiten am PC.

Blockade, Erwartungsangst.

frische Luft, Urinieren.

Aufregung, Schreck, Schock, Hitze, Sonne, warme Räume, vor Gewitter, Rauchen.

Grippe, besonders Sommergrippe.

Ginkgo biloba

Gink-b.

Japanischer Nussbaum

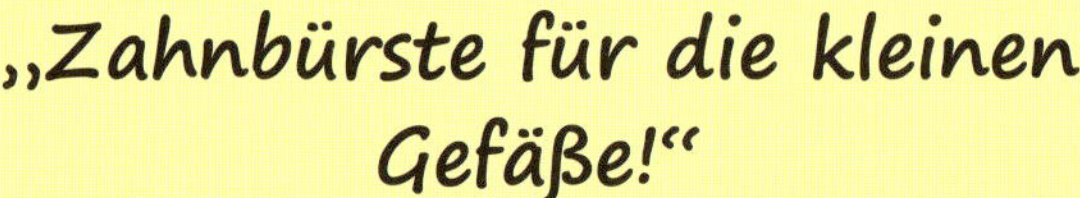

„Gedankenklärer!“

Bewährtes Mittel zur „Entschlackung“ der kleinen Gefäße! Hilft, Entscheidungen klar zu finden.

Konzentrations- und Gedächtnisschwäche, Ohrensausen, Schwindel, Kopfschmerz

Hat sich bewährt bei Tinnitus. Gutes Mittel für Studenten, die dann besser lernen können. C6 ein- bis dreimal täglich.

Ginseng

Gins.

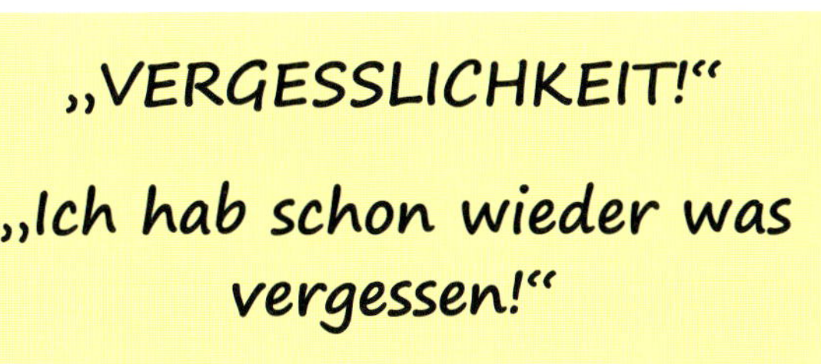

Prüfung des Mittels unter der homöopathischen Verreibung! Es wurde eine große Vergesslichkeit festgestellt.

 **Vergesslichkeit.**

 Zur Unterstützung während des Studierens, Lernens!
Tinnitus.
In niedrigen Potenzen zur Reinigung der kleinen Gefäße. C6, C12, C30

Glonoinum

Glon.

Nitroglycerin

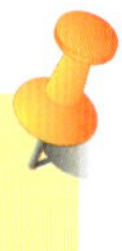

„Ich hab ´ne Bombe im Kopf!"

Kann den Kopf nicht aufs Kissen legen, obwohl er sich schwer anfühlt.

Folgen von Sonnenstich.

Blutwallungen wechselweise zwischen Kopf und Herz.

Im Freien, Kopf hoch lagern, Druck, Kälte, kalte Anwendungen.

Hitze, Bewegung, Erschütterung, heißes Wetter.

Wichtiges Mittel für kongestiven Kopfschmerz.

Gnaphalium polycephalum

Gnaph.

Wollkraut

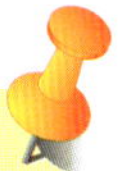

„Mich hat die Hexe angeschossen!"

Hexenschuss mit Taubheit des befallenen Körperteils.

Akutmittel C30 bis C200 - wenn es passt.

Graphites

Graph.

Reißblei

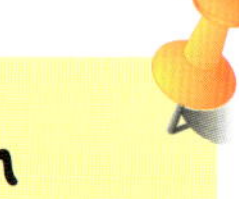

„Arbeiter, schämt sich seiner Herkunft"

„Ich bin nicht fett, faul und gefräßig!"

Mag keine Leute, die sich nie die Hände schmutzig machen. Die männliche *Silicea*.

Verfrorene, dickhäutige, oft dicke Menschen mit schlechtem Gedächtnis und trägem Denken. Hautausschläge sind rissig, spröde und sondern ein honigartiges Sekret ab. Nägel und Zehennägel sind spröde, rissig, deformiert, blättern ab. Eingewachsene Zehennägel.

Weint leicht bei Musik. Ungesunde Haut, jede Verletzung eitert. Honigartige Absonderungen.

Einhüllen in Decken oder Kleidung.

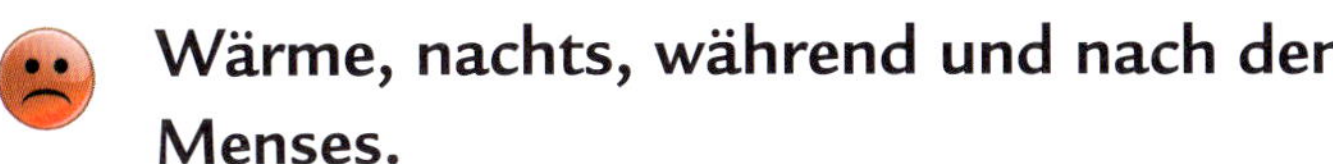

Wärme, nachts, während und nach den Menses.

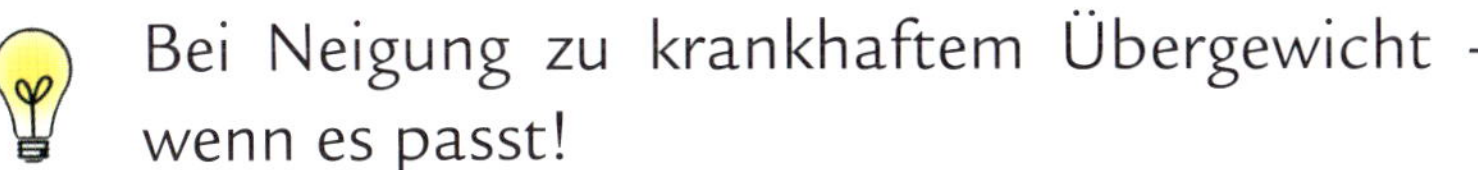

Bei Neigung zu krankhaftem Übergewicht - wenn es passt!

Bud Spencer.

Hamamelis virginiana

Ham.

Hexenhasel, Virginische Zaubernuss

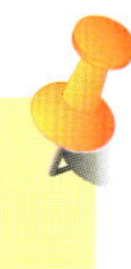

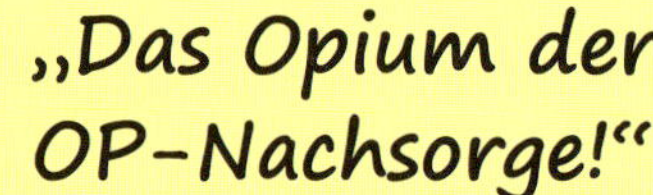

Bei offenen und schmerzhaften Wunden mit Schwäche durch Blutverlust. Venöse Kongestion, reichlich blutende Hämorrhoiden, Krampfadern, Blutungen. Schmerzhaft, wie zerschlagen.

Wund, wie gequetscht.

warme, feuchte Luft.

Lang anhaltendes Nasenbluten. Dunkle Stauungen und Blutungen, die nicht gerinnen wollen.

Hepar sulfuris calcareum

Hep.

Hahnemanns Kalkschwefelleber

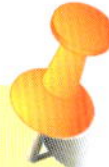

„Zahnschmerz: Ich beiß´ gleich in den Tisch!"

„Ruft den Zahnarzt nachts aus dem Bett!"

Schwitzender Patient, der die Decke um sich legt.

Überempfindlich gegen Schmerzen, Berührung und Kälte. Sehr schmerzhafte Zustände. Verkapselte Eitergeschwüre. Abszesse mit drohender Perforation. Absonderungen riechen wie fauler Käse.

Verwundbarkeit auf allen Ebenen.

Warmes Einhüllen, Wärme, warme Dampfbäder.

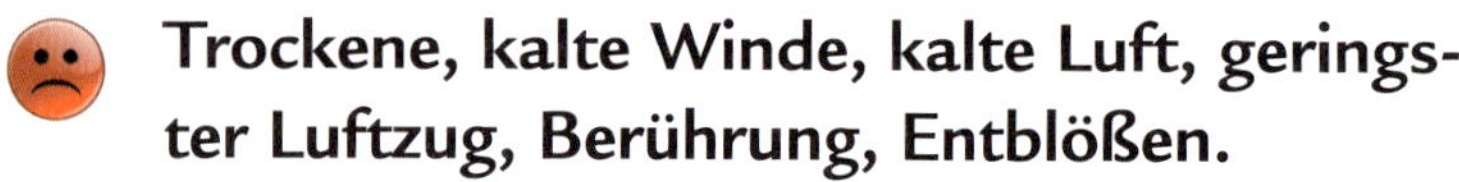

Trockene, kalte Winde, kalte Luft, geringster Luftzug, Berührung, Entblößen.

C30 bei schmerzhaftem Zahnabszess!

Pyromane.

Hyoscyamus niger

Hyos.

Bilsenkraut

„Meine Frau hat eine Affäre!"

„Liebeskummer mit großer Eifersucht – will den anderen am liebsten umbringen!"

Wichtiges Mittel bei Liebeskummer neben *Ignatia*.

Angst, betrogen oder vergiftet zu werden, argwöhnisch, misstrauisch. Gesten- und gebärdenreich. Redselig, schamlos, geschmacklos, streitsüchtig.

Zupfen am Bettzeug.

Bücken.

Nach dem Essen, Hinlegen, nachts, Menses.

Epileptische Anfälle (Arzt fragen!)

Hypericum perforatum

Hyper.

Johanniskraut

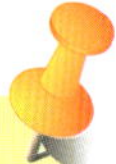

„Nervenschmerzmittel, Nackenschmerz, Zahnschmerz."

„Von der Wickelkommode gefallen!"

Wichtigstes Mittel bei allen Nervenverletzungen.

Quetschung von Fingerspitzen, Zehen, Nägeln. Nach Zahnbehandlungen und Operationen, wenn Nervenfasern verletzt wurden. Bei Stichwunden. Steißbeinprellung, Stauchung und Prellung der Wirbelsäule.

Heftiger Nervenschmerz.

Kopf nach hinten beugen.

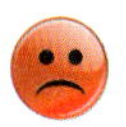

Nebel, Kälte, Feuchtigkeit, Berührung.

Wenn das Kind von der Wickelkommode gefallen ist, dann brauchen es beide: Mutter und Kind. Kann auch Jahre später noch angezeigt sein und helfen, das Trauma zu überwinden.

Ignatia amara

Ign.

Ignatiusbohne

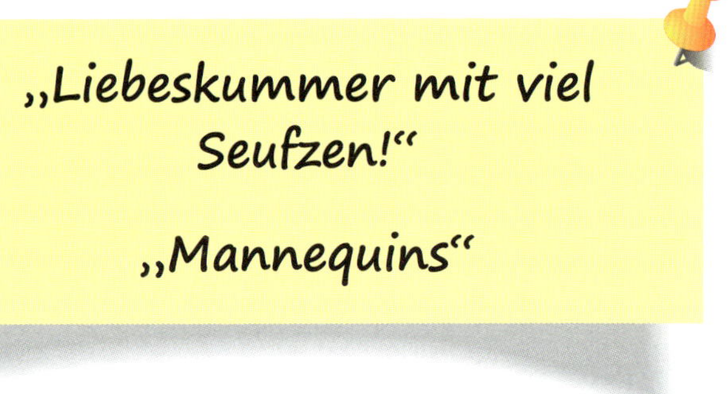

Idealisiert den Geliebten. Hysterie. Oft schöne Frauen mit südländischem Aussehen.

Kann keinen Tabakgeruch ertragen. Körperliche und psychische Symptome wechseln sich ab und können sehr widersprüchlich sein.

Nagelkopfschmerz. Beißt sich auf die Zunge, Wange.

Essen.

Tabakgeruch, Rauchen, Alkohol, Kaffee.

Bewährtes Mittel bei jungen Frauen mit Liebeskummer! Akutes *Natrium muriaticum*. Kaffeetrinken verschlimmert und kann das Mittel antidotieren.

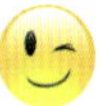

Dornröschen. Die Prinzessin auf der Erbse. Gina Lollobrigida. Modelle.

Ipecacuanha

Ip.

Brechwurzel

„Ich huste bis zum Kotzen!"

„Husten mit Brechreiz!"

Husten, der Brechreiz auslöst.

C30 hilft i. d. Regel immer.

Hat auch bei Hunden geholfen!

Jaborandi

Jab.

Jaborandistrauch

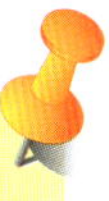

„Ich schwitz´ mich tot!“

Großes Mittel bei abnormer Schweißbildung.

Wirkt auf die Schilddrüse.

Kann den Krankheitsverlauf bei Mumps verkürzen!

Bei Bedarf C30.

Kalium bichromicum

Kali-bi.

Kaliumbichromat

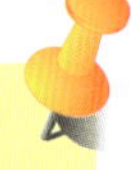

„Die Anamnese ist zäh wie Gummi!"

„Bei mir ist alles zu und ich bekomme keine Luft!"

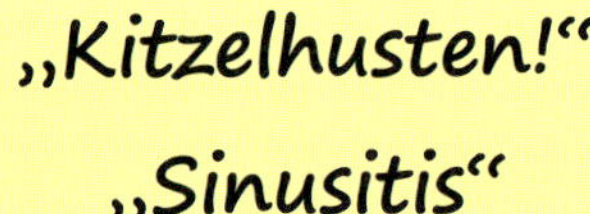

„Kitzelhusten!"

„Sinusitis"

Kreisrunde, wie ausgestanzte Magengeschwüre.

Kleine, runde, rote Flecken auf den Wangen, zäher gelbgrüner, fadenziehender Schleim. Druck und Schmerz an der Nasenwurzel. Kitzelhusten, festsitzender Schleim in den Atemwegen.

Metallisch klingender, hackender Husten. Meist bei festsitzender Verschleimung, bei Bronchitis. Kann hier Schleimfluss anregen, wenn genügend getrunken wird.

Pfennigstückgroße Symptome!

Wärme, warmes Kopfdampfbad.

Am Morgen, Bier, heiße und trockene Luft.

Chronische Nasennebenhöhlenentzündung.
Kann Ausschabung der Nebenhöhlen verhindern!
Hat bei chronischem Schnupfen die Nase frei gemacht.

Kalium carbonicum

Kali-c.

Kaliumcarbonat

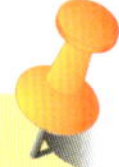

„Kann nicht ohne seine Familie sein, aber behandelt sie schlecht!“

„Eine Gräte sticht in meinem Hals!“

Ordnung, Pflichtbewusstsein, Kontrolle.

Schwellung zwischen den Augenbrauen und Lidern wie Säckchen. Enorm empfindlich gegen Zugluft! Spürt Angst in der Magengrube. Erstarrung, leichtes Auffahren bei Geräuschen. Asthmamittel, wenn Verschlimmerung von zwei bis vier Uhr. Besser in der Kutscherhaltung.

Schmerzen springen von Seite zu Seite. Heiserkeit mit Aphonie, Stimmverlust.

Bettwärme, Erwärmung, warme Luft, gebeugt Sitzen.

Berührung, besonders der Füße, Hunger, Luft.

Alle *Kali*-Menschen leben streng nach Vorschrift: steif, viktorianisch, altmodisch.

Bei Kaliummangel ist die Kommunikation der Zelle gestört.

Kalium muriaticum

Kali-m.

Kaliumchlorid

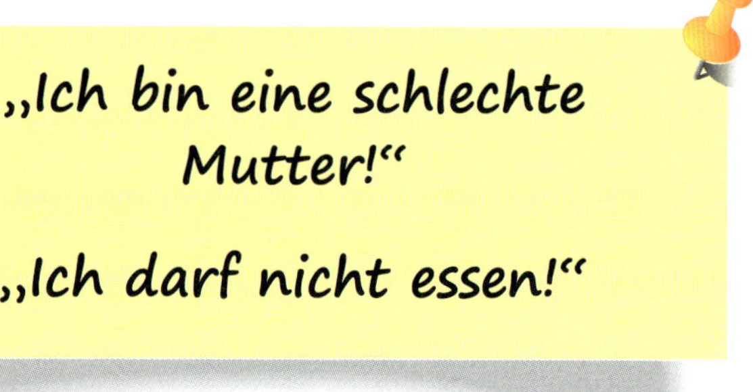

Weigert sich zu essen: Die Mutter wird nicht angenommen. Beschwerden durch Streit, z. B. mit der Mutter, aber drückt den Ärger nicht aus.

Weißer oder grauer Belag der Zungenwurzel, Auswurf dicken, weißen Schleims. Trockene, mehlartige Schuppen der Haut. Weiße, klebrige, dicke Absonderungen.

Schnappen und Geräusche im Ohr. Räuspert käsige Klümpchen.

Kalte Getränke, Reiben, Haare offen lassen.

Reichhaltige Nahrung, Fette, Bewegung. STREIT.

KINDER: Mittel bei z.B. Tubenkatarrh, Paukenerguss. Paukenröhrchen brauchen nach diesem Mittel meist nicht gesetzt zu werden! C6, mindestens vier Wochen lang.

Kalium phosphoricum

Kali-p.

Kaliumphosphat

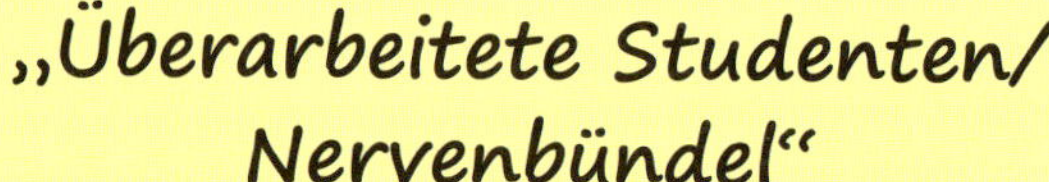

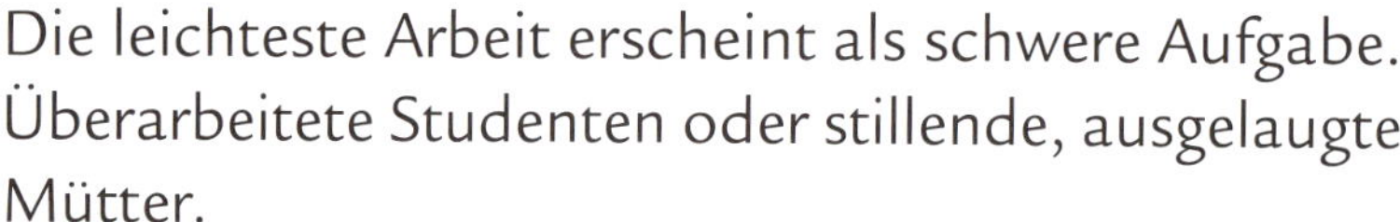

Die leichteste Arbeit erscheint als schwere Aufgabe. Überarbeitete Studenten oder stillende, ausgelaugte Mütter.

Nach kräftezehrenden Erkrankungen. Stimmverlust durch Überanstrengung der Stimmbänder.

Kreisrunder Haarausfall. Schwäche.

Ruhe, leichte Bewegung.

Morgens, körperliche oder besonders geistige Anstrengung, Aufregung. Laute Geräusche. Fön.

Besonders gute Hilfe nach lang anhaltenden Krankheiten, wenn die Kraft nicht wieder kommen will!

Kalium sulfuricum

Kali-s.

Kaliumsulfat

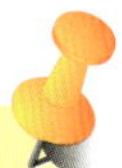

„Meine Polypenoperation hat keine Besserung gebracht!“

„Pulsatilla hat mir nicht geholfen!“

Immer, wenn *Pulsatilla* nicht hilft, an dieses Mittel denken, es ist die mineralische *Pulsatilla*.

Aber: Kali-s. ist faul, *Pulsatilla* ist fleißig.

Schnarchen trotz Entfernen der Polypen. Krupphusten bis zur Lungenentzündung. Nägelkauen.

Feuchtes, rasselndes Asthma. Schmerzen überall am Körper.

Kühle, frische Luft.

Am Abend, im heißen Zimmer.

Bei umherziehenden, wandernden Schmerzen, wenn man denkt, eigentlich ist es *Pulsatilla*, aber *Pulsatilla* hilft nicht.

Lac caninum

Lac-c.

Hundemilch

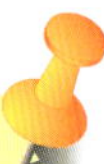

„Die Zwillinge Romulus und Remus, die von der Wölfin gesäugt wurden."

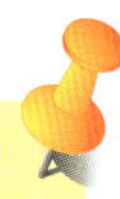

„Gib mir meine Eltern wieder!"

„Ich hab den Hals zu dick!"

Gestörte Liebe zur Mutter und besonders zum Vater. Menschen, die als Kind von den Eltern getrennt wurden, aus welchem Grund auch immer. Anhänglich, treu, wie ein Hund.

Seitenwechsel der Schmerzen. Viele Halsbeschwerden. Devot, wachsam. Stillprobleme, Muttermilch. Halsschmerzen mit raschem Seitenwechsel und Ausstrahlen in die Ohren. Diphtherie und Rheuma.

Sehr vergesslich, geistesabwesend. Der Patient macht Einkäufe und geht ohne sie wieder weg. Schmerzen wechseln alle paar Stunden oder Tage von einer Seite zur anderen.

Fisch.

Milch.

Oft angesagt und auch ein wichtiges Mittel bei Diphtherie in der Vorgeschichte oder Familienanamnese!

Romulus und Remus.

Lac delphinum

Lac-delph.

Delphinmilch

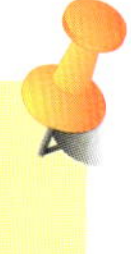

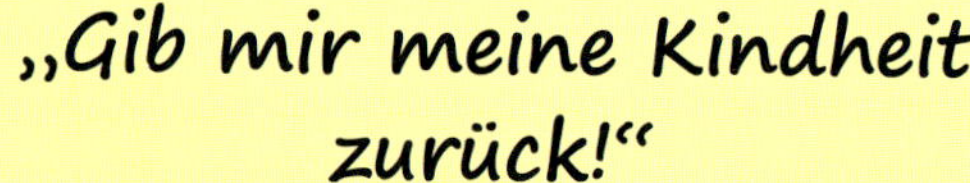

„Gib mir meine Kindheit zurück!"

Gefühl, abgetrennt zu sein. Bedürfnis nach Kommunikation. Oft zusammen mit oder nach Lac humanum oder Lac caninum angezeigt.

Verlangen nach Aktivität, Spaß, Spiel, Gesellschaft. Aber Gefühl, abgetrennt zu sein.

Gesellschaft.

Schreck, Menschenansammlungen in der Öffentlichkeit.

Wenn die Unbeschwertheit in der Kindheit gefehlt hat, besonders, wenn man nie zu spielen gelernt hat. LM-Potenzen.

Lac felinum

Lac-f.

Katzenmilch

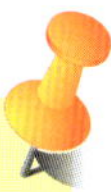

„Tierquäler könnte ich umbringen!"

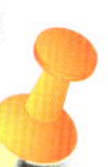

„Ich bekomme nie genug!"

„Was ich nicht kriegen kann, will ich erst gar nicht!"

Beziehungslosigkeit, Single-Haushalte, quälende Beziehungen.

Papier essen. Verlangen nach Freiheit. Mitgefühl und Liebe zu Tieren.

Im Freien, Verlangen nach Aufenthalt im Freien.

Durch Enge.

Hat bei Katzenhaar-Allergie geholfen.

Lac humanum

Lac-h.

Muttermilch

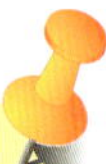

„Wut auf Mama, die mich verlassen hat."

„Der größte Schmerz des Menschen: die Angst, allein zu sein!"

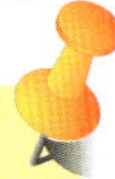

„Es ist nie genug für mich da!"

Nicht überwundene Trennung von der Mutter. Mittel bei Tod der Mutter oder einer geliebten Person während der Schwangerschaft. Selbstbewusstsein fehlt oder ist durch Kompensation zu stark. Krankenhausaufenthalt oder Kinderheim ohne Mutter.

Erschlaffung des Körpers, erhöhte Energie nach 18 Uhr.

Mutterproblematik, Selbstbewusstsein. Demonstrative Unabhängigkeit versus Wunsch nach einer liebevollen Beziehung.

Nach Essen, im Freien.

Im Haus.

Dieses Mittel kann die Mutterbindung wieder herstellen und normalisieren. LM-Potenzen! Haben oft enge Beziehungen sowohl zu (unabhängigen) Katzen als auch zu (abhängigen) Hunden.

Lachesis muta

Lach.

Buschmeisterschlange, Surukuku,

„Die Medizin nehme ich nicht, die könnte giftig sein!“

„Redet mit gespaltener Zunge!“

„Weisheit!“

„Ich lüge gern und mit Erfolg!“

„Starkstrom!“

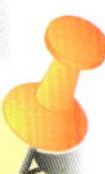

„Blutvergiftung!“

„Livide = blau-violette Blutungen!“

Starke Sexualität. Erotische Ausstrahlung, stechender Blick. Argwöhnisch, misstrauisch. Redet viel und laut, wechselt schnell das Thema, steht gern in der Öffentlichkeit. Lässt andere nicht ausreden. Intelligent.

Linksseitige Beschwerden. Empfindlicher Hals, kann keine Kleidung am Hals vertragen. Krampfadern, Stau im Kreislaufsystem.

EIFERSUCHT. Erstickungsgefühl. Schluckbeschwerden, besonders Flüssiges. Pflockgefühl im Hals. Halsschmerzen links oder von links nach rechts.

Austern, Kaffee, Obst, kalte Getränke, saure Speisen, Wein. Alle Absonderungen!

Alkohol. Morgens beim Erwachen, schläft in die Verschlimmerung hinein. Beengung, Kleidung, links Liegen.

Für Menschen, die bei der Geburt die Nabelschnur um den Hals hatten. Oft in den Wechseljahren angesagt, Hitzewallung mit viel Schweiß. Melancholisch.

Rothaarige! Kaa im Dschungelbuch. Aesculapstab. Die Schlange im Paradies.

Ledum palustre

Led.

Wilder Rosmarin, Sumpfporst

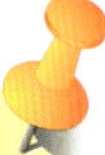

„Mist, jetzt hat der Stich sich auch noch entzündet!"

„Homöopathische Tetanus-Prophylaxe C200."

Hauptmittel bei infizierten, entzündeten (Insekten-) Stichen.

Infizierte Insektenstiche oder ähnliche Erscheinungen wie Splitter. Entzündungen. Es wird als homöopathische Tetanus-Prophylaxe angesehen. Bei Verdacht auf Tetanus Arzt aufsuchen! Ledum-Rheumatismus wandert von den Füßen nach oben.

Mangel an Lebenswärme. Verletzung der Sohlen und Handflächen.

Kälte, Füße in kaltem Wasser.

Nachts, Bettwärme.

(Infizierte!) Stichwunden durch Bisse oder sehr spitze Gegenstände. KÄLTE der verwundeten Teile.
Boericke: Tetanus mit Zucken der Muskeln nahe der Wunde.

Lilium tigrinum

Lil-t.

Tigerlilie

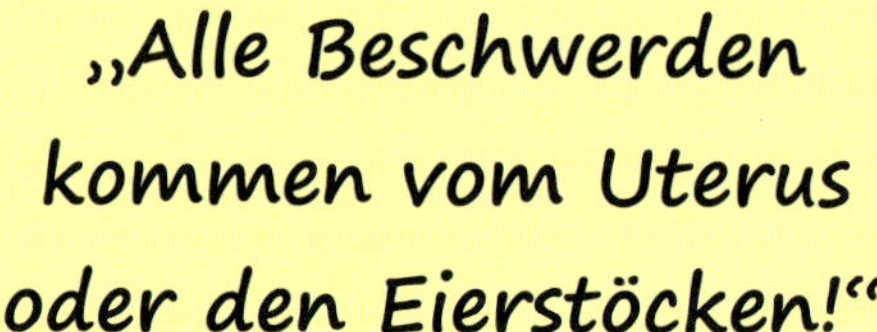

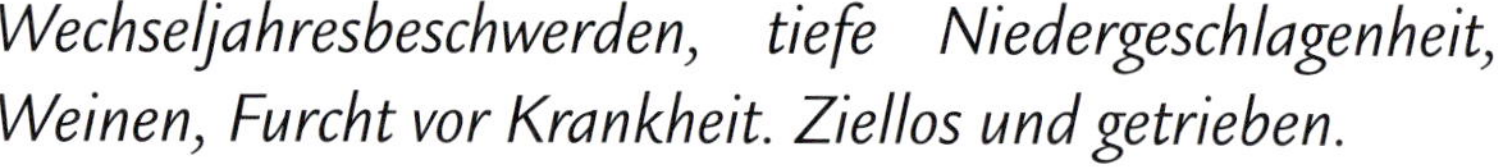

Wechseljahresbeschwerden, tiefe Niedergeschlagenheit, Weinen, Furcht vor Krankheit. Ziellos und getrieben.

C30 bei Bedarf, wenn es konstitutionell gut passt auch LM-Potenzen.

Bearing-Down-Syndrom (Gefühl als würden die Beckenorgane nach unten drängen.) Dringender Stuhldrang, als drängten die Organe heraus. Besser bei Ruhe.

Frische Luft.

Trost, warmes Zimmer.

Eher bei unverheirateten Frauen. Starker Einfluss der Beckenorgane. Symptomatik oft ausgehend von Uterus und Ovarien.

Lycopodium clavatum

Lyc.

Bärlapp

„Der Wadenbeißer, Terrier."

„Tritt nach unten und kuscht nach oben."

„Feigling!"

„Kleiner, dünner Mann mit Bäuchlein!"

Wenn in seiner Mitte: Charmant. Guter Lehrer oder Vermittler von Wissen. Intellektuell. Wenn krank, ist er unausstehlich. Tyrannisiert seine Familie, ist aber nach außen sehr freundlich, buckelt beim Chef. Schleimscheißer! Kuscht nach oben, tritt nach unten. Feigling! Kann lügen. Kleinwüchsig.

Säuglinge, die alt und verschrumpelt aussehen. Stirnrunzeln. Geblähte Nasenflügel. Braucht Süßes, verträgt es aber nicht.

SEKTKORKEN-STUHLGANG. Hat immer Recht! Ego aufgebläht – Bauch auch. Verdauungsprobleme. Leber! Die kleinste Menge Essen beschwert.

Bewegung, Kleidung lockern, nach Mitternacht.

Rechts, von rechts nach links, von oben nach unten. 16 Uhr - 20 Uhr.

Mittel der Wahl bei Sprachfehlern, beim Lesen. Innere Unsicherheit. Oft Vaterthema! Hat Kindern bei Drei-Tages-Kolik geholfen.

Napoleon. Das tapfere Schneiderlein. Rumpelstilzchen.

Magnesium carbonicum

Mag-c.

Magnesiumcarbonat, Bitterspat

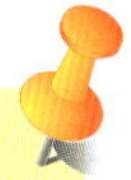

„Schnee auf der Seele der Kindheit!“

„Grüne Augen, Froschnatur, von der Liebe keine Spur!“

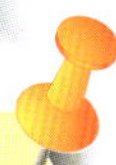

„Saure, unbekannte Düfte streifen ahnungslos das Land!“

„Schlüsselkinder, Waisenkinder, Friedensstifter!“

Kinder der 50er Jahre: Aufbauzeit. Müssen alles allein machen können.

Waisenkinder mit flachem Hinterkopf. SAUER. Lebermittel, Schwangerschaftserbrechen.

Verlassenheit in der Kindheit. Schreikinder. Saurer Geruch der Absonderungen. Menses nur nachts. Verstopfung. Am Tag ängstlich, abends besser.

Warme Luft, Gehen im Freien, Druck, Krümmen.

Bettwärme, Temperaturwechsel, Periodizität, Wochen, aller drei. Warme Speisen. Milch. STREIT.

Chronisches Erschöpfungssyndrom. Müder und schmerzhafter Körper, besonders Füße und Beine.

Sterntaler. Marienbild. Herbstmilch.

Magnesium muriaticum

Mag-m.

Magnesiumchlorid

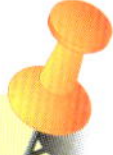

„Ich streite mich nie!"

„Bedrohung in der Schwangerschaft!"

„Ich bin schuld, dass meine Eltern streiten!"

Menschen, die Ungerechtigkeit nicht ertragen können.

Kann nicht streiten, geht jeder Konfrontation oder Aggression aus dem Weg. Gewalt im Inneren kommt als Wutausbruch wieder hervor.

Harter Druck, festes Bandagieren bessert Kopfschmerz. Gekrümmtes Liegen.

Liegen auf der rechten Seite. Milch. Schneeluft.

Wichtiges Mittel für Kinder, die während der Schwangerschaft bedroht waren.

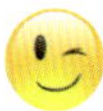
Die kleine Meerjungfrau.

Magnesium phosphoricum

Mag-p.

Zweibasisches Magnesiumphosphat

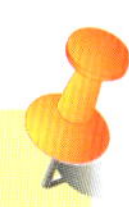

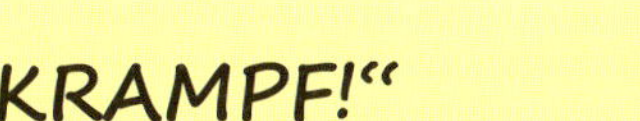

„KRAMPF!“

„Krampfhafte Angst!“

„Heuschnupfen!“

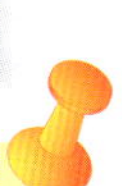

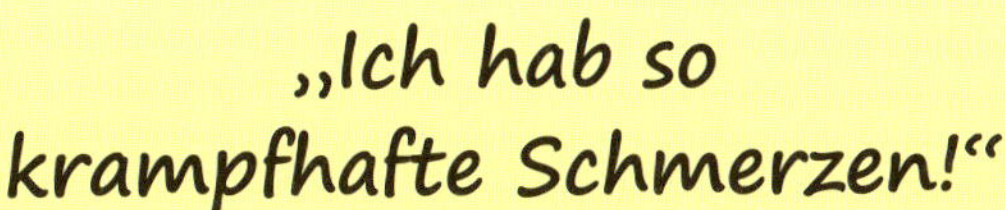

„Ich hab so krampfhafte Schmerzen!“

„Schreibkrämpfe bei Homöopathen!“

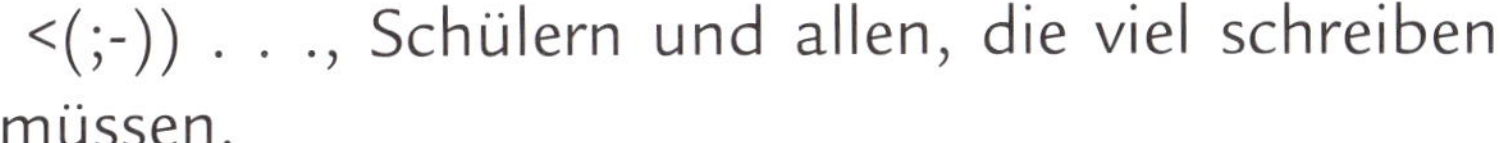

<(;-)) . . ., Schülern und allen, die viel schreiben müssen.

Eilig, keine Zeit! Zucken, besonders der Lider. Ohrenbeschwerden durch kalten Wind oder nach dem Schwimmen, wenn Wasser ins Ohr kam. Drei-Monats-Kolik.

Krampfartige Schmerzen. Zuckungen. Muskelkater.

Heißes Baden, Wärme, Druck, Zusammenkrümmen.

KÄLTE, nachts, rechts, Berührung.

Als „Heiße Sieben" (Zehn Tabletten Biochemie in einer Tasse heißen Wassers auflösen, schluckweise heiß trinken). Muskelkater, Heuschnupfen-Attacken, Migräne, Menstruationskrämpfe.
Eine Woche vor der Menstruation dreimal pro Tag C6.
Akut C30, dreimal hintereinander, jede halbe Stunde.

Der barmherzige Samariter.

Mercurius solubilis

Merc.

Quecksilber

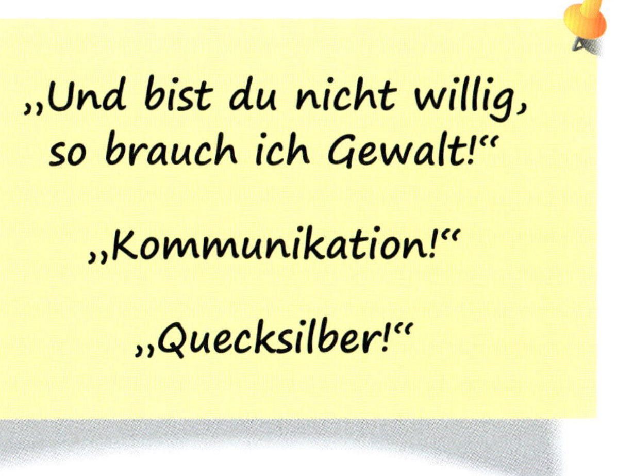

Probleme werden nicht mit Worten, sondern mit Gewalt gelöst, aber gerecht! Sehr unruhig bei Zimmertemperatur. Schnell und viel! Mercurius, der an den Schuhen beflügelte Götterbote, der Vermittler, auch zwischen den Welten! Der Gott der Ärzte, Handelsleute und der Diebe. Dieses Mittel ist sehr kommunikativ.

Schwierigkeiten bei der Selbstkontrolle. Tausend Gedanken im Kopf. Misstrauisch. Introvertiert, verschlossen. Menschen, die nach außen ruhig scheinen, innerlich aber hektisch sind.

Unfähig, seine Impulse zu kontrollieren. Starker Durst bei feuchtem Mund. Viel Speichelfluss. Haut ist immer schweißig. Schweiß färbt die Wäsche gelb. Metallischer Mundgeschmack.

Mäßige Temperaturen.

Hitze! Kälte!

Großes Mittel bei massiver Mandelentzündung mit Speichelfluss. Geschwüre, die nicht heilen wollen. Stottern. Das Kind neigt zum Sabbern im Schlaf!

Mercurius. Quecksilber-Thermometer. Amalgam-Füllung.

Myristica sebifera

Myris.

Muskatnussbaum

„Das homöopathische Messer!“

„Akutmittel!“

Panaritium, Gehörgangsabszess, Abszesse allgemein. Wird zur Ausheilung von Eiterungen verwendet. Beschleunigt die Eiterung und öffnet den Abszess.

Kann das chirurgische Messer ersetzen.

Natrium carbonicum

Nat-c.

Natriumkarbonat

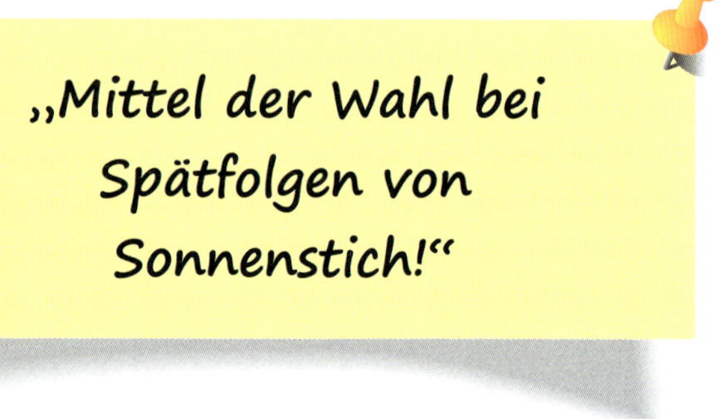

Unfähigkeit des Denkens. Wetterwechsel.

Große Schwäche durch Sommerhitze. Nahrungsmittel-Allergie, besonders Milch. Chronische Folgen von Sonnenstich!

Kopfschmerz durch Sonne.

Bewegung, Bohren in Ohren und Nase.

SONNE! Sommerhitze, Sitzen, Musik.

Auch bei Verletzungen durch Stromschläge angezeigt.

Natrium muriaticum

Nat-m.

Kochsalz

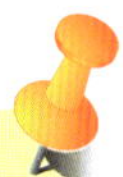

„Konservierte Trauer!“

„Erstarrter, eingepökelter Kummer!“

„Ich bin nachtragend wie ein indischer Jagdelefant!“

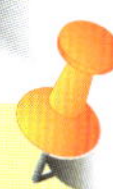

„Mauerblümchen.“

„Der Blick zurück nach Sodom und Gomorrha!“

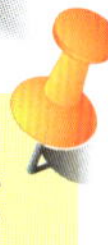

„Es war so schrecklich, dass ich alles vergessen habe!“

„Ich hasse dich, verlass mich nicht!" Menschen mit tief sitzendem, verdecktem Kummer.

Erstes Mittel der Wahl: Herpes, Lippenherpes, Sonnenallergie, Hitzepöckchen. Chronische Migräne. Unfehlbar zum Kupieren einer mit Niesen beginnenden Erkältung. Das chronische Apis.

Will keinen Trost oder Zuspruch. Kind weint, wenn freundlich angesprochen. Geht weg, wenn zu viel gefragt. Trockene, rissige Haut. Übergewicht. Abmagerung, besonders am Hals.

Enge Kleidung, kaltes Bad, ohne regelmäßige Mahlzeiten, Liegen auf harter Unterlage.

Hitze, Licht, Sonne, Meer, Sprechen, Trost.

Schreck, Schock und Kummer. Wenn hier kein Apis gegeben wird, ist *Natrium muriaticum* ein Jahr später angezeigt!

Die Dornenvögel. Charly Brown: Peppermint Patty. Frau Lot.

Natrium sulfuricum

Nat-s.

Glaubersalz

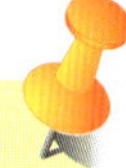

„Ich weiß nicht, warum ich die nicht mag!"

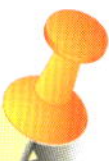

„Wir sind die Moorsoldaten und ziehen mit dem Spaten ins Moor!"

Spätfolgen von Kopfverletzung

Erstes Mittel der Wahl bei geistigen Symptomen und Kopfschmerzen nach Kopfverletzung.

Froh nach Stuhlgang.
Lacht bei ernsten Dingen.
Mutterthema.

Kann weder am Wasser wachsende Pflanzen essen noch Fisch. Beschwerden ähneln denen, die beim Wohnen in feuchten Häusern auftreten.

Trockenes Wetter.

Nass-kalt.

Mittel der Wahl bei alten Rückgratverletzungen.

Asthma bei feuchtem Wetter.

Hauterkrankungen, die jedes Frühjahr wieder auftreten.

Nux vomica

Nux-v.

Brechnuss

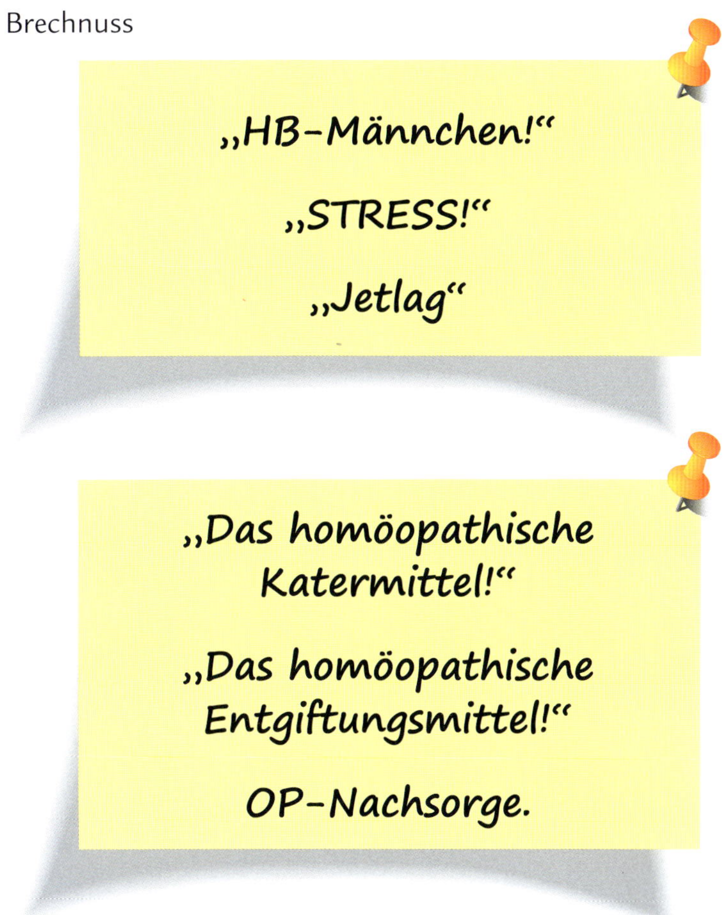

Drängler auf der Autobahn. Ehrgeiz, Herausforderung durch Widerstand. Aufputschmittel. „Ich deck mich immer zu, obwohl ich schwitze! Bier macht mich wach, von Kaffee werde ich müde!“ Wutanfälle.

Leberbelastung, gutes Ausleitungsmittel zur Entlastung der Leber. Magen-Darm-Infektionen, wenn nicht erbrochen werden kann, kein Stuhlgang kommt. Die Brechnuss bringt es heraus.

Leicht beleidigt. Zorn mit Reue. Verstopfungsgefühl. Empfindlich gegen Geräusche, Gerüche und Licht.

Kurzer, ununterbrochener Schlaf. Abends, Ruhe.

Stimulantien, Essen, geistige Anstrengung, morgens, durch spätes Einschlafen.

Gutes Mittel bei Jetlag, Reiseverstopfung und Kater. Schlaflosigkeit durch Gedanken. Nach Narkosen zum Ausleiten des Narkosemittels. Ausleitung von Dauermedikation im Wechsel mit s. *Berberis*.

Luis de Funes. Fritz the Cat.

Phosphoricum acidum

Ph-ac.

Phosphorsäure

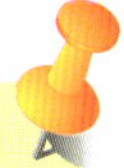

„Unglücklich verliebt, hoffnungslos!“

„Erschöpft und langweilig!“

Der ehemals leuchtende, meist phosphorische Mensch kann nun nicht mehr strahlen, da er zu erschöpft ist.

Schwächemittel. Stillen. Wachstumsschmerzen. Schwäche durch Überforderung, besonders bei Schulkindern. Lang und dünn, zu schnell gewachsen. Frühes Ergrauen der Haare. Geistige Schwäche, blaue Augenringe.

Beschwerden durch Tod geliebter Personen. Liebeskummer. Verlangen zu tanzen.

Warmhalten.

Angesprochen zu werden. Anstrengung.

Gutes Regenerationsmittel nach erschöpfenden Krankheiten, besonders auch nach Lungenentzündung.

Phosphorus

Phos.

Gelber Phosphor

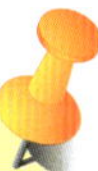

„Ich bin der hellste Stern!"

„Das Mittel mit dem größten Sympathieverlangen!"

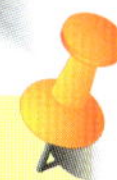

„Verliebt in den Therapeuten!"

„Muss in jeden Spiegel schauen!"

Phosphor kann leuchten, obwohl nicht radioaktiv! Schnell erschöpft - schnell erholt! Dieser Mensch möchte geliebt werden, dann kann er besonders gut strahlen. Hellsichtig. Sehr mitfühlende

Menschen, die besonders leiden, wenn sie nicht geliebt werden. Sieht lange Zeit jung aus, hat Probleme mit dem Altwerden. Schaut in jeden Spiegel. Zieht spät von den Eltern weg. Gibt Geld aus, ohne nachzudenken. Glaubt an Engel und Geister. Begeistert. Show-Man. Große Phantasie. Glaubt seine eigenen Lügen.

Sprinter. Bluter-Mittel. Elektrische Schläge. Blaue Flecken. Kinder, die man lieb haben muss.

Angst im Dunkeln. Erbrechen von kalten Getränken, wenn diese sich im Magen erwärmt haben. Haarausfall. Heiserkeit. Große Erwartungsspannung!

Frische Luft, Schlaf, Berührung.

Wetterwechsel, Gewitter, Dunkelheit, unerwartete Veränderungen.

Großes Mittel bei Lungenentzündung. Nasenbluten. ADS.
„Erdet nach ‚bösen Folgen esoterischer Schulung' oder Narkose."

Peter Pan. Der kleine Prinz. Das Mädchen mit den Schwefelhölzern. Erzengel Michael. Schutzengel.

Platinum metallicum

Plat.

Platin

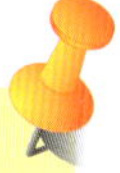

„Gefühl, größer als andere zu sein."

„Sehr edel!" „Knallhart!"

„Platin geht keine Verbindungen ein, obwohl gewünscht!"

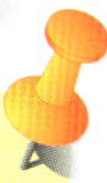

„Das ist nicht mein Stil!"

„Ich würde niemals unechten Schmuck tragen!"

Eins der hochmütigsten Mittel. Chefsekretärin. Platinschmuck. Schafft es, auch in Lumpen edel auszusehen. Verlangt nur das Allerbeste. Niemals

‚unstyled', immer edel, selbst im Jogginganzug. Verächtlich und arrogant, aber leidet unter mangelnden Kontakten. Will erkannt werden, aber macht es einem schwer. Geht nicht auf fremde Toiletten.

Körperliche Beschwerden gehen, sobald geistige auftreten und umgekehrt. Gefühl von Zusammenschnürung wie von einem Band.

Klebriger Stuhl. Kälte. Kribbeln. Taubheit.

Sonnenschein. Bewegen. Strecken. Weinen.

Gemütsbewegungen. Berührung. Schwangerschaft.

Wichtiges Mittel bei Gesichtslähmungen.

König Drosselbart. Die Prinzessin auf der Erbse. Marlene Dietrich.

Plumbum metallicum

Plb.

Blei

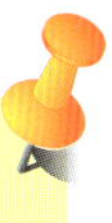

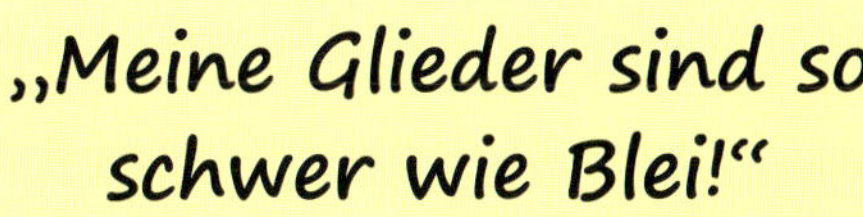

Begriffsstutzige, antriebslose Menschen.

Still, melancholisch, schweigsam. Gedächtnisschwäche. Schulprobleme.

Reiben, Wärme.

Anstrengung.

Hat bei schwachen, antriebslosen Patienten das Konstitutionsmittel hervorgeholt, nachdem es aufgrund des Merksatzes gegeben wurde.

Pulsatilla pratensis

Puls.

Küchenschelle, Kuhschelle, Windblume.

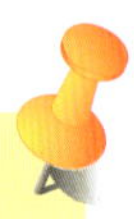

„Wechselhaft!"

„Sie braucht die Kuh auf dem Butterbrot!"

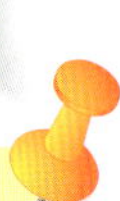

„Kinder, Küche, Kirche!"

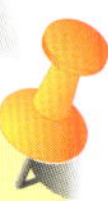

„Himmelhochjauchzend – zu Tode betrübt!"

„Die Schwangerschaft war meine beste Zeit!"

„Die Tomatenzeit ist vorbei!"

Milde, nachgiebige Menschen, die ihre Familie lieben und brauchen. Bringt immer ein Geschenk mit. Ängstlich, schnell entmutigt, weinerlich. Wirkt oft naiv. Geht ungern ohne die Freundin zur Toilette.

Leichtes Erröten. Liebt Sahnetorten, verträgt sie aber nicht. Butterbrot. Pubertät bzw. Beschwerden, die seitdem auftreten. Wechseljahre. Venenmittel. Viele Kinderkrankheiten. Heuschnupfen und Asthma.

Verlangen nach frischer Luft, obwohl fröstelig. Wandernde, wechselhafte Beschwerden. Milde Absonderungen, grün-gelb. Durstlos.

Leichte Bewegung, frische Luft, kalte Auflagen. TROST.

Hitze, schweres, fettes Essen, Eiscreme.

Gutes Kindermittel, bei weinerlichen, wechselhaften Kindern, die der Mutter am „Rockzipfel“ hängen. Wichtiges Mittel bei Kinderwunsch, Geburt und Scheinschwangerschaft.

Romane von Rosamunde Pilcher. Maria Schell. Mutter Gottes.

Rhus toxicodendron

Rhus-t.

Giftsumach

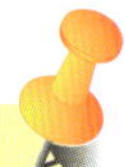

„Bewegung schlimmer zu Beginn, besser bei fortgesetzter Bewegung."

„Wer rastet, der rostet!"

„Verrenkt!"

Rheumamittel. Beschwerden des Bewegungsapparates. Hexenschuss.

Juckende Hautausschläge mit Bläschenbildung. Unruhe durch Schmerzen. Gelenkschmerzen mit Steifheit.

Wärme. Fortlaufende, leichte Bewegung.

Nässe, Kälte, Luftzug. Nachts im Bett. Bewegungsbeginn.

Wichtiges Mittel bei Windpocken und Verrenkungen.
C30, mehrmals hintereinander gegeben, hat akut Verrenkung der Rippen gelöst.

Sepia succus

Sep.

Tintenfisch, getrockneter Inhalt des Tintenbeutels

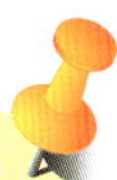

„Emanze!" „Zicke!"

„Die Würde der Frau ist unantastbar!"

„Kann Pulsatilla nicht ausstehen!"

„Waschfrauenhände!"

„Null Bock auf Kochen!"

Abweisend durch Verletzung. Trägt gern Hosen - hat gern die Hosen an! Reiterin, Amazone. Ablehnung der eigenen weiblichen Seite. Missbrauch. Ehre durch Männer verletzt. Hormonhaushalt. Zwei Frauentypen: a.) Karrierefrau, b.) abgearbeitete Frau. Pflichtbewusste, gute Mutter. Sie geht wirklich nach einem Krach und verlässt die Familie. Ohnmacht in der Kirche. Putzwut vor der Menses. Beste Nase aller Mittel. „Versteckt sich in der Tiefe der Tinte!"

Wechseljahre, Hitzewallungen, Schweiß. Pfortaderkreislauf. Niere. Leber. Mag Meeresfrüchte.

Verlangen nach Saurem. Übereinanderschlagen der Beine. Senkungsgefühl innerer Organe, Bänderschwäche derselben. Gelber Nasensattel.

Sport, TANZEN, warme Auflagen, nach Schlaf.

Waschen, Feuchtigkeit, Nässe, Kälte, vor Gewitter.

Sepia-Mädchen sehen oft in der Mutter eine Konkurrenz zum Vater! Abneigung gegen Familienmitglieder.
Hat rezidivierende Nierenbeckenentzündung geheilt.

Der Froschkönig. Die zertanzten Schuhe. Elektra. Pippi Langstrumpf. Lilith. TANGO. FLAMENCO.

Silicea terra

Sil.

Kieselsäure

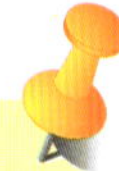

„Bergkristall."

„Treibt Fremdkörper aus!"

„Ich muss alles richtig machen."

„Furcht vor Nadeln, spitzen Gegenständen und Ärzten!"

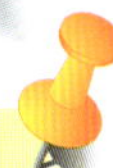

„Schüchterner Stuhl!"

„Schüchtern bei öffentlichem Auftritt, tritt nur gut vorbereitet auf."

„IMPFUNG!"

Verfrorene, nachgiebige, unentschlossene Menschen, die meinen, ihr mangelndes Selbstvertrauen durch Perfektionismus, Ordnung und Struktur wettmachen zu müssen. Treibt das raus, was nicht dort hingehört.

Frühchen (Glaskasten: Inkubator!) IDEE: nicht genug zu bekommen, schneidet sich selbst von der Nahrungsquelle ab.

Braucht lange bei Entscheidungen. Silicea-Menschen vertragen Impfungen oft schlecht. Dünne Kinder mit dickem Bauch, großem Kopf. Mangelernährung durch unvollständige Assimilation. Gestörter Mineralhaushalt: dünnes Haar, spröde Nägel mit weißen Flecken, schwaches Bindegewebe. Beschwerden der Zähne, Weisheitszähne. Nabel nässt. Eingezogene Drüsen.

Chronische, trockene Nasenverstopfung. Stirn- und Nebenhöhlenentzündung. Pneumonie. Übelriechender Fußschweiß. Probleme mit Haut, Haaren, Nägeln. Akne.

Wärme. Kopf einhüllen. Sommer.

Neumond. Waschen. Kälte, kaltes Wetter.

Silicea hilft, wenn man zu lang und zu viel am PC gearbeitet hat. Die chronische *Pulsatilla*. Sinusitis. Eiterpickel. Akne. Treibt Dornen oder Eiter aus, aber auch andere Fremdkörper, daher Vorsicht bei 'Ersatzteilen'!

Schneewittchen. Die Schneekönigin. Die Prinzessin auf der Erbse. Computer.

Staphisagria

Staph.

Staphisagria delphinium

Stephanskraut, Rittersporn

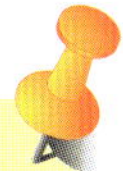

„SCHNITTWUNDEN, auch nach OP!“

„Wut auf den Zahnarztbesuch!“

„Honey-Moon-Cystitis.“

„Kämpfen liegt unter meiner Würde!“

„Drei Stunden später fiel mir ein, was ich hätte antworten können!“ Ehrenhafter Ritter: Er hält lange aus, dann knallt es! Entrüstung. Nachgiebige, milde, schüchterne Menschen, die Angst haben, die Selbstkontrolle zu verlieren.

Schlimme Vorgeschichte, haben aber immer eine Entschuldigung, Verständnis für den Täter. Kann Gewalt nicht ertragen.

Empfindlich gegen Berührung. Ständiges Schlucken. Zahnkaries, sehr früh bei Kindern. Blasenerkrankungen.

Blasenentzündung nach Geschlechtsverkehr, Katheterisieren. Beschwerden durch unterdrückte Wut. Wirft Gegenstände, wenn wütend. Zahnkaries, schwammiges, blutendes Zahnfleisch.

Wärme, Frühstück, Ruhe.

Ärger, Kummer, Kränkung, Tabak.

Gutes Mittel vor dem Zahnarzt. C 30. Häufige Schnittverletzungen schreien nach *Staphisagria*! Vorsicht, kann lang unterdrückte Wut herauslassen!

Der Froschkönig. Die Artussage.

Stramonium

Stram.

Datura stramonium

Stechapfel, Teufelsapfel, Tollkraut

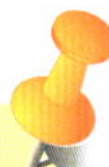

„Hilfe, ich bin allein und verlassen im Dunkeln!“

„Im Dschungel ausgesetzt, von Feinden umgeben!“

„Mama, lass mich nicht allein!“

„Ich kann durch keinen Tunnel gehen!“

„Amokläufer!“

Hier herrscht enorme Angst, das Schlimme könnte wieder geschehen. Kind ist im Geburtskanal stecken geblieben. Klammert sich an andere Personen, Mutter. Extreme Angst vor Verletzung. Furcht vor Tieren. Nach Schreck-, Schock-, Gewalterlebnissen. Nächtliche Schreckzustände.

Hospitalismus, Krampfleiden. Glitzernde Gegenstände lösen Krämpfe aus. Heftiger Durst auf saure Getränke. Ohnmacht im Dunkeln. Toben, Schreien, Schimpfen, Schlagen, Beißen. ADHS.

Trinken von Flüssigkeiten kann zu Krampf führen. Stottern.

LICHT, Gesellschaft, Wärme, kaltes Wasser.

Glänzende Gegenstände, Schreck, Dunkelheit, Alleinsein.

Gibt dem Kind Selbstvertrauen und nimmt die Panik vor dem Verlassenwerden. Pferde, die bei glänzenden Gegenständen scheuen. Wer dauernd „Wahnsinn" sagt, sollte mal *Stramonium* bekommen.
Kinder, die Angst vor dem Einschlafen haben, Monster sehen: C30 einige Tage lang vor dem Einschlafen geben.

Dürrenmatt: Der Tunnel. Shining. Rosemaries Baby. Der Exorzist. Einer flog über das Kuckucksnest. Drachen. Hexe. Morgenstern (Waffe).

Sulphur

Sulph.

Sulphur lotum; Schwefel, Schwefelblüte

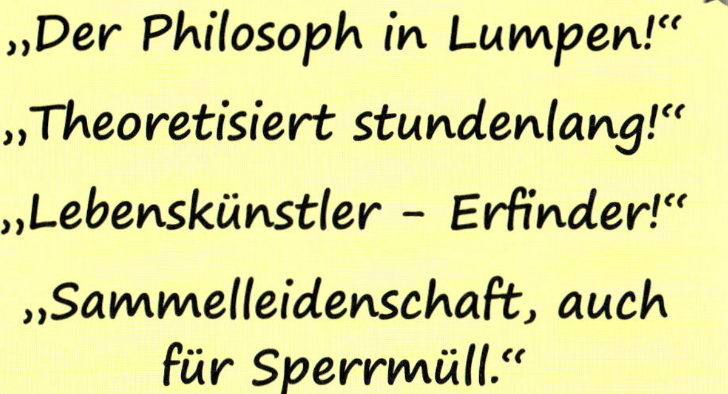

„Der Sulfurmensch kann die feinste Abendgarderobe tragen, aber irgendwo hängt immer ein Fähnchen!“

„Katzenschlaf!“

„Alle Körperöffnungen sind ROT!“

„Menschen, die unter dem Tisch ihre Schuhe ausziehen!“

Egoistischstes Mittel der Materia Medica. Wer dreimal täglich „Scheiße“ sagt, riecht nach spätestens einer Woche auch so und braucht *Sulphur*. Menschen, die immer die Schuhe ausziehen. Glaubt reich zu sein, obwohl arm. Penner, die gern unter der Brücke leben. Optimistisch und lebensfroh.

Wichtiges Ausleitungsmittel. Hautausschläge, heiß, juckend, brennend, die schmuddelig aussehen. Windpocken, wenn sie zum Ende hin schmuddelig werden. Immer heiße Füße.

Guter Appetit, aber mager. Muss sich beim Stehen immer anlehnen. Brennende Schmerzen. Juckreiz bei Hitze schlimmer.

An der frischen Luft.

Wärme, besonders im Bett. Stehen. Baden und Waschen.

Wurmkur bei Menschen, Tieren mit struppigem Haar, Fell und roten Körperöffnungen, sehen schmuddelig und ungepflegt aus.

Des Kaisers neue Kleider. Bruder Lustig. VULKAN. Pippi Langstrumpf. Der Struwwelpeter.

Symphytum

Symph.

Beinwell

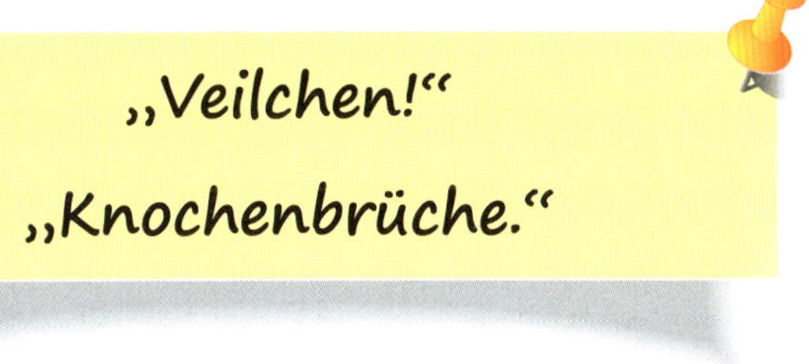

Wichtigstes Mittel bei Prellungen, Verletzungen des Auges oder Gesichts.

Mittel für die Knochenhaut. Unterstützt die Heilung von Knochenbrüchen, im Wechsel mit *Calcium phosphoricum* und *Arnica*.

Bei Knochenbrüchen: *Symphytum* morgens, *Calcium phosphoricum* abends, *Arnica* mittags und bei Schmerzen.
C6 eine Woche über die Heilung hinaus.

Tabacum

Tab.

Nicotiana tabacum; Tabak

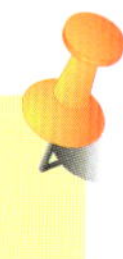

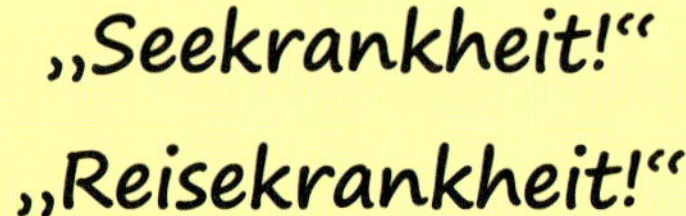

Schreckliche Übelkeit und Erbrechen bei der geringsten Bewegung!

Schwangerschaft mit viel Erbrechen.

Übelkeit, Schwindel, Erbrechen. Eisige Kälte und Schweiß. Kollaps. Tödliche Blässe.

Frische Luft. Bauch aufdecken.

Hitze.

Mittel zur Raucherentwöhnung.

C6 oder C12 täglich oder anstelle einer Zigarette (;-))!

Thuja occidentalis

Thuj.

Lebensbaum, Totenbaum

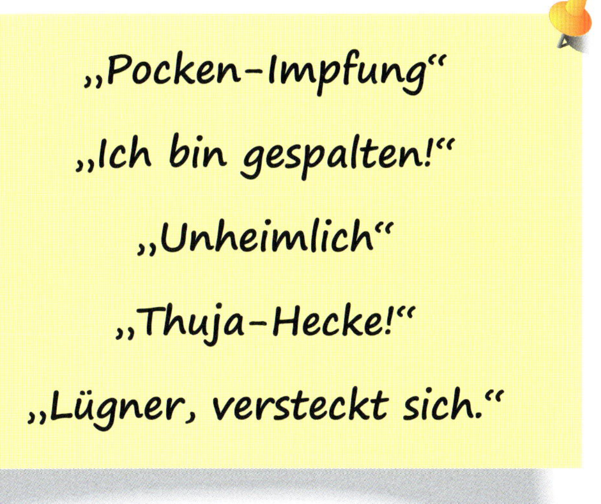

Patient will oder kann nichts von sich preisgeben. Glaubt, etwas Übermenschliches kontrolliere ihn. Glaubt, etwas Lebendiges im Bauch zu haben. Undurchschaubar. Mürrisch. Friedhof.

Warzen, Nagelkopfschmerz. Schlimme Folgen von Impfungen. Scheinschwangerschaft.

! **Nagelveränderungen. Geteilter Harnstrahl. Heimlichkeit. Verstecken.**

☺ **Sommer, Sonne, Ausfluss.**

Feucht. Kalt. Tee. Zwiebel. Zunehmender Mond.

In der Aufstellungsarbeit erlöste *Thuja* tief gehende *Natrium*-Mutter-Geschichten endgültig. Thuja C30 täglich, eine Woche lang, kann das eigentliche Konstitutionsmittel hervorbringen.

Einer, der auszog, das Fürchten zu lernen. Rosemaries Baby. Poltergeist. Zombie. Biss zum Morgengrauen.

Tuberculinum

Tub.

Tuberkulose-Nosode

„Heute hier, morgen dort,
bin kaum da, muss ich fort!“

„Reiselust!“

„Romantische Sehnsucht!“

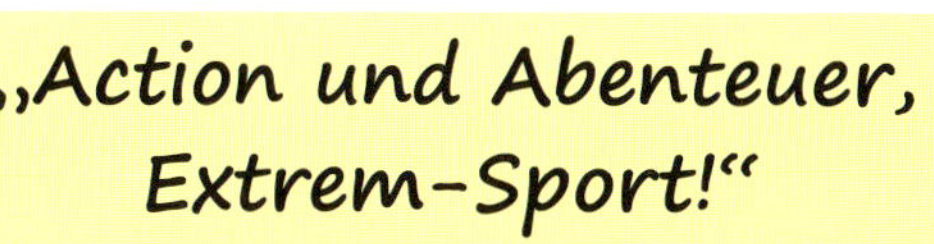

„Action und Abenteuer,
Extrem-Sport!“

„Angst vor schwarzen
Hunden!“

„Ich hab die Motten!“

„Lebenslanger Phosphor!“

Fährt gerne Motorrad und Cabrio. Verlangen nach Abwechslung, braucht immer etwas Neues, nie zufrieden. Ist gerade angekommen und muss gleich wieder weg. Braucht zum Arbeiten Freizeitatmosphäre. Zwanghaft, bösartig.

Menschen sind unruhig, ziehen oft um, brauchen den Wechsel. Essen viel und nehmen ab. Kinder langweilen sich, nehmen die ganze Wohnung auseinander, Tierquäler. Allergien. SCHWEISS.

Lungenerkrankungen. Husten, chronisch oder rezidivierend.

Reisen. Im Freien. Berge.

Vor Sturm. Zugluft. Geschlossene Räume. Meer. Wetterveränderung.

Wenn tuberkulinische Mittel wie *Pulsatilla* oder *Phosphor* nicht wirken, kann eine Zwischengabe *Tuberculinum* den Weg bereiten.

Die Leiden des jungen Werther. Der Zauberberg. Steppenwolf: Born To Be Wild. Easy Rider.

Veratrum album

Verat.

Weißer Germer

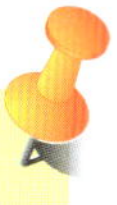

„Verletzungsschock!“

„Kreislaufzentralisation.“

Kollaps. Mittel mit extremer Kälte, Bläue, Schwäche. Kalter Schweiß. Erbrechen, Durchfall.

Lebensgefahr: NOTARZT rufen!

Mindestens C30 oder C200 geben.

Danke!

- Irene und Rudi Herzog, meinen Eltern - für alles!
- meinem Mann Walter und meiner Tochter Rebecca, die meinen Entschluss unterstützt haben, mit 40 Jahren eine weitere Ausbildung zu beginnen.
- ganz besonders meinem Mann! Ohne unseren Austausch und seine Ermutigung hätte ich mir vieles nicht geglaubt.
- meiner ersten Homöopathie-Lehrerin, Gabriele Trabold, die mich die Homöopathie lieben gelehrt hat.
- meiner Lehrerin im Familienstellen, Sylvia Götting, die es mir von Anfang an ermöglichte, in den Aufstellungskursen homöopathisch mitzuarbeiten und wertvolle Erfahrungen zu machen.
- meinen Schülern und Patienten für ihr Vertrauen und dafür, dass ich von ihnen lernen darf.
- meiner Raspelbande, unseren Hunden, die stets dafür sorgen, dass ich meine Arbeit auch mal liegen lasse und mit ihnen durch die Wälder streife, was mir immer wieder Kraft und Ideen bringt.

Große Unterstützung erfahre ich durch die Vorträge von Andreas Krüger, Rosina Sonnenschmidt, Robert Theodor Betz sowie Rüdiger Dahlke. Danke, ich weiß, dass ich in guter Gesellschaft bin!

Autorin

Ruth Raspe, Heilpraktikerin
Klassische Homöopathie für Mensch und Tier
Prozessorientiert-Sensitiv-Systemisch

Vita

- 1975 Abitur, Königin-Luise-Schule, Köln
- 1976 Studium der Pharmazie in Braunschweig und Marburg
- 1977 Heirat
- 1979 Geburt der Tochter
- 1981 Mitgründung der Brunnen-Apotheke, Gerolstein, mit Ehemann W. Raspe, Apotheker
- 1981 Mitarbeit in der familieneigenen Brunnen-Apotheke mit den Spezialgebieten Naturheilkunde und Homöopathie sowie Patientenaufklärung
- 1995 Heilpraktikerausbildung an der Deutschen Paracelsus Schule mit Intensivierung des Studiums der Homöopathie (Gabriele Trabold)
- 1995 Fachfortbildung Homöopathie (G. Trabold), Bachblütentherapie
- 1996 Vegatest-Methode
- 1998 Abschluss der Heilpraktikerausbildung, Eröffnung der eigenen Praxis, Beginn der Dozententätigkeit, Kurse in Homöopathie, Patientenaufklärung, Bachblüten
- 1999 bis heute Fachfortbildungen. Homöopathie bei Gabriele Trabold, K.-J. Müller, Andreas Krüger, Rosina Sonnenschmidt. Astrologie bei Jan Reimer
- 2001 bis heute Familienstellen bei Sylvia Götting, eigene Gruppen Familienstellen sowie Englische Psychometrie

- 2002 Lösungsorientierte Kurzzeittherapie nach Steve de Shazer
- 2008 The Work nach Byron Katie mit Robert Betz. Heilerzirkel

Ruth Raspe liebt die Natur, die Menschen und die Tiere - besonders die „Raspelbande!"

Kontakt

Autorin: Heilpraktikerin Ruth Raspe

Email: praxis@rasperuth.de
Website: www.raspotheke.de

Quellen

Allen, Henry C. *Leitsymptome und Nosoden.* Narayana Verlag 2008

Boericke, William. *Handbuch der homöopathischen Arzneimittellehre. 4. überarbeitete Auflage.* Narayana Verlag, 2010

Bomhardt, Martin. *Symbolische Materia Medica.* Homöopathie & Symbol, 1999

Mac Repertory - *Schuster*

Seideneder, Armin. *Mitteldetails der homöopathischen Arzneimittel. Materia medica synthetica 3 Bände.* Narayana Verlag 2007

Seminarmitschriften von Gabriele Trabold, Andreas Krüger, Rosina Sonnenschmidt u.a.

Abbildungsverzeichnis

Birne: Narayana Verlag

Smiley gelb: © bluekat - Fotolia.com

Smileys rot und grün: © Web Buttons Inc - Fotolia

Zettel: © Arcady - Fotolia.com

Pin: © Beboy - Fotolia.com

Ausrufezeichen: © Arcady - Fotolia.com

Impressum

Ruth Raspe
Homöopathische Eselsbrücken
Homöopathie in Merksätzen

E-Book ISBN 978-3-943309-30-0

1. Auflage 2012
2. überarbeitete Auflage 2012
3. überarbeitete Auflage 2012
4. Auflage 2013
5. Auflage 2021
6. Auflage 2025

Blumenplatz 2, 79400 Kandern, Tel.: +49 7626 974970-0
E-Mail: info@narayana-verlag.de, Homepage: www.narayana-verlag.de

Coverabbildung © Chastity - Fotolia.com; 3drenderings - Fotolia.com

Layout/Satz: Narayana Verlag

Arzneimittelverzeichnis

Stichwortverzeichnis

A

B

C

D

E

F

G

H

I

N

O

P

T

U

Z

Ruth Raspe

Homöopathische Eselsbrücken

Homöopathie in Merksätzen

Band 1 wurde bereits auch als Ebook mit großem Erfolg beim Narayana Verlag und Amazon Kindle veröffentlicht.

Versionen: Ebook-PDF, Epub oder Kindle, € 5,49

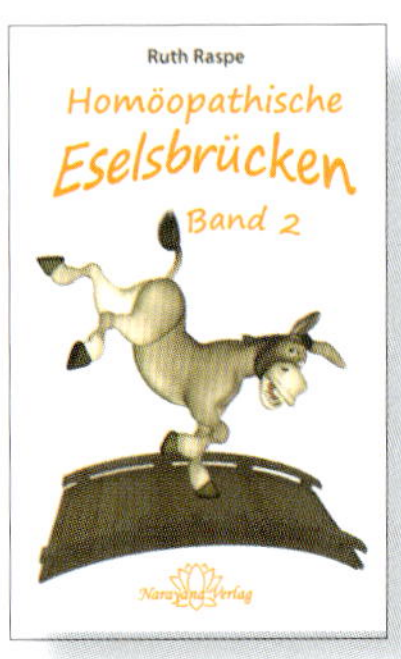

Band 2

ca. 268 Seiten, geb., € 14,80.-

Nach dem überwältigenden Erfolg der „Homöopathischen Eselsbrücken" hat die Autorin weitere 120 Mittel in beliebten Lernsprüchen verfasst.

Die Beschreibungen umfassen neben den Merksätzen auch wichtige geistige Merkmale und ungewöhnliche Tipps. Das Werk enthält auch eine Kurzfassung wichtiger homöopathischer Familienthemen.

Auch der zweite Band ist eine ideale Ergänzung zu den gängigen Arzneimittelbildern und erleichtert die Mittelwahl mit Hilfe der anschaulichen Eselsbrücken enorm.

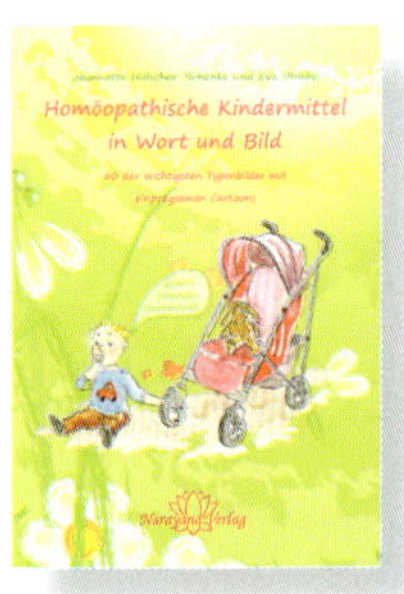

Jeannette Hölscher-Schenke / Eva Strobel

Homöopathische Kindermittel in Wort und Bild

60 der wichtigsten Typenbilder mit einprägsamen Cartoons

312 Seiten, geb., € 39.-

Selten wurden homöopathische Mittel für Kinder so treffend illustriert – während man sich das Lachen kaum verkneifen kann, fügen sich die wichtigsten Leitsymptome zu einem einprägsamen Bild zusammen – so macht das Arzneimittelbild-Studieren Spaß.

Auf dem Weg zum Simile helfen die liebevollen Zeichnungen der Cartoonistin Eva Strobel und die Mittelbeschreibungen und homöopathischen Typenbilder der Heilpraktikerin Jeannette Hölscher-Schenke, um ein lebendiges Bild des Kindes entstehen zu lassen.

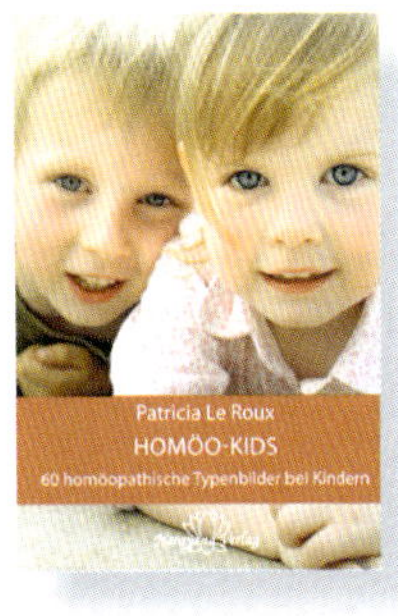

Patricia Le Roux

Homöo-Kids

60 homöopathische Typenbilder bei Säuglingen und Kindern

256 Seiten, geb., € 34.-

Eine moderne Arzneimittellehre für Kinder - von der Geburt bis zum 12. Lebensjahr. Die 60 beschriebenen Arzneimittel reichen von klassischen Polychresten zu weniger bekannten, aber bei Kindern äußerst bewährten Mitteln.

Aufbauend auf dem homöopathischen Klassiker der Kindertypen von Borland, unterteilt sie die 60 Mittelbilder in die vier Haupttypen „kalt, warm, langsam und unruhig“.

Jedes Mittelbild ist für den homöopathischen Alltag sehr praxisnah in zwei Teile aufgebaut: 1. Der Säugling (0-2 Jahre) - welche Symptome zeigt er zuhause und welche in der Praxis. 2. Das Kind (2-12 Jahre) - was sind typische Symptome bei seinen Eltern und in der Praxis.

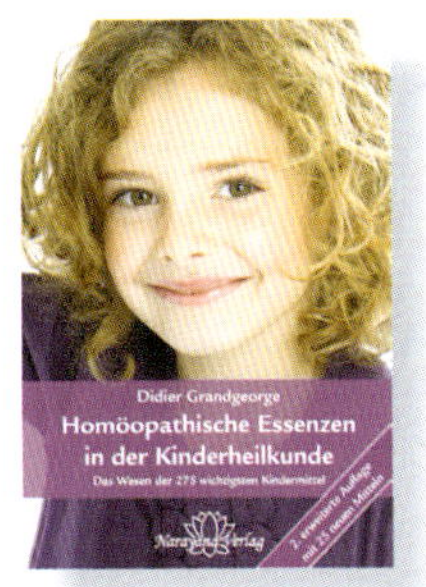

Didier Grandgeorge

Homöopathische Essenzen in der Kinderheilkunde

Das Wesen der 250 wichtigsten Kindermittel

304 Seiten, geb., € 39.-

Eine der besten Arzneimittellehren für Kinder - unübertroffen in Kürze und klinisch fundiertem Wissen.

Didier Grandgeorge ist einer unserer erfahrensten homöopathischen Kinderärzte und bekannt für seine originelle, kurze und treffende Darstellung neuer und altbewährter Mittel. Er findet auch bei schweren Akutsituationen gekonnt das richtige Mittel und löst Fälle, an denen viele verzweifelt wären.

Er ist einer der ganz wenigen Homöopathen weltweit, der aus dem Studium geheilter Fälle auch bislang unbekannte, aber entscheidende Essenzen vieler Arzneimittel destilliert hat (z. B. Urtica urens „Trauer um den verstorbenen Vater” oder Hura brasiliensis „Trauer um ein verstorbenes Kind”).

In diesem Werk, das sich an praktizierende Homöopathen ebenso wie an das breite Publikum wendet, stellt Didier Grandgeorge den Zusammenhang zwischen körperlichen Leiden und unbewussten Problemstellungen her.

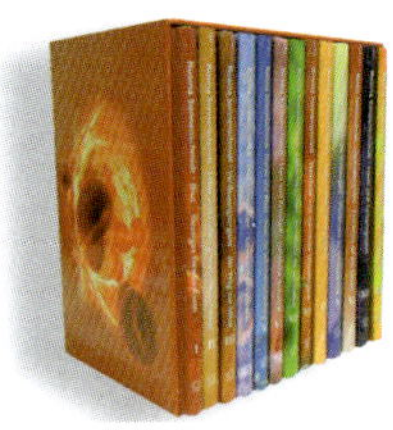

Rosina Sonnenschmidt

Set der Schriftenreihe Organ – Konflikt – Heilung

Das Set kostet nur € 365.- (statt 12 x € 34.- = € 408.-)

Die Schriftenreihe besteht aus 12 Bänden, wobei jeder Band ein Organsystem behandelt: Band 1: Blut – flüssiges Bewusstsein, Band 2: Leber und Galle – erworbene Autorität, Band 3: Verdauungsorgane – der Weg zur Mitte, Band 4: Atemorgane – Leben und Bewusstsein, Band 5: Nieren und Blase – Basis der Selbstverwirklichung, Band 6: Herz und Kreislauf – natürliche Autorität, Band 7: Endokrine Drüsen – Basiskräfte der Spiritualität, Band 8: Weibliche und männliche Geschlechtsorgane – Selbstverwirklichung, Band 9: Gehirn und Nervensysteme – Blüte der Spiritualität, Band 10: Sinnesorgane – Wunderwerk der Kommunikation, Band 11: Gliedmaßensystem - Fort-Schritt auf allen Ebenen, Band 12: Haut und Lymphsystem – Bastionen der Immunkraft.

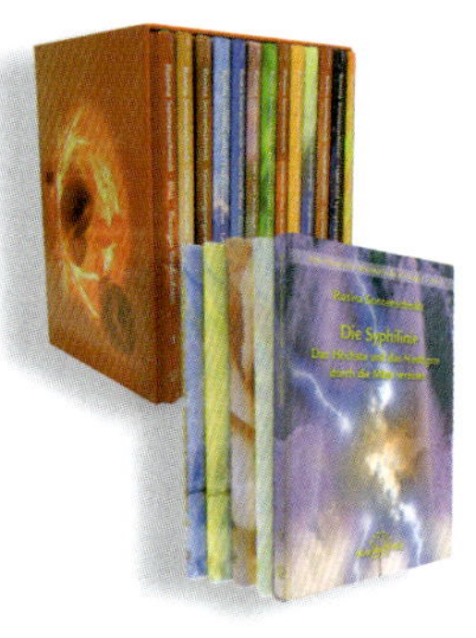

Komplettset der Schriftenreihen Organ-Konflikt-Heilung UND Miasmatische Heilkunst in 17 Bänden

Beide Schriftenreihen zusammen für nur 17 x € 26.-, insgesamt € 442.- (statt € 578.-)

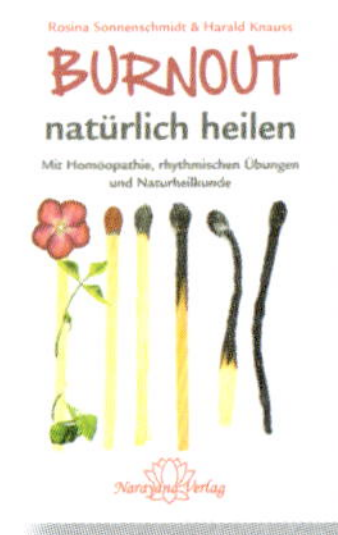

Rosina Sonnenschmidt

Burnout natürlich heilen

Mit Homöopathie, rhythmischen Übungen und Naturheilkunde

320 Seiten, geb., € 34.-

Burnout ist die neue Volkskrankheit. Das Verbrennen der Kräfte bis zur Erschöpfung ist ein Ausdruck unseres Zeitgeistes. Es ist menschlich, sich ganz und gar in eine Sache hineinzustürzen. Das Problem ist die Maßlosigkeit, der Kontaktverlust zu sich selbst, indem man nur noch dem Sog von „noch mehr, noch höher, noch schneller" erliegt.

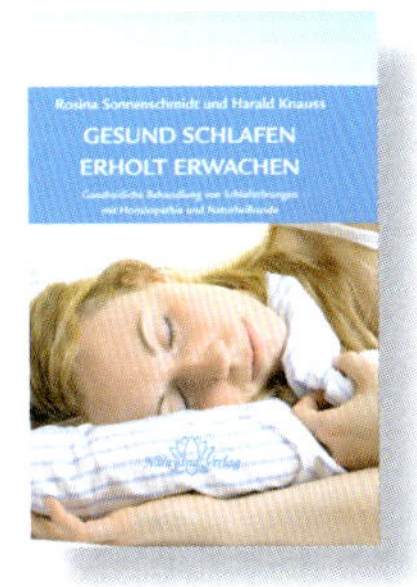

Rosina Sonnenschmidt & Harald Knauss

Gesund schlafen - Erholt aufwachen

Ganzheitliche Behandlung von Schlafstörungen, mit Homöopathie und Naturheilkunde

200 Seiten, geb., € 34.-

Nichts geht über einen tiefen und gesunden Schlaf. Leider ist dies jedoch nicht selbstverständlich. Viele klagen über Schlafprobleme wie Einschlaf- und Durchschlafstörungen. Dieses Werk gibt eine wichtige Hilfestellung, um wieder natürlich schlafen zu können und erholt zu erwachen.

Weiterhin enthält das Buch Tipps und Übungen, die von der Art der Schlafplatzes bis zu naturheilkundlichen Hilfen reichen. Kräuterkissen, Kräutertees und Homöopathie werden als wertvolle Unterstützung vorgestellt. Ein faszinierendes Buch über ein geheimnisvolles Thema, aber durchaus pragmatisch angegangen. Jeder Mensch braucht seinen guten Schlaf, daher ein Buch für jeden.

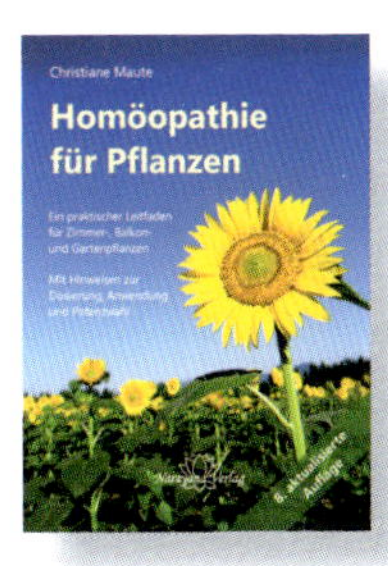

Christiane Maute

Homöopathie für Pflanzen

Ein praktischer Leitfaden für Zimmer-, Balkon- und Gartenpflanzen

Mit Hinweisen zur Dosierung, Anwendung und Potenzwahl

244 Seiten, geb., € 28.-

Der Bestseller bereits in der 15. Auflage.Es ist ein handlicher Ratgeber über die häufigsten Pflanzenerkrankungen, Schädlinge und Verletzungen und deren homöopathische Behandlung. Christiane Maute® ist eine der Vorreiterinnen, die seit vielen Jahren bei ihren Nutz- und Zierpflanzen Homöopathie einsetzt. Dass die Methode gereift ist, zeigt sich an den vielen eindrücklichen Fallbeispielen, die in dieser Auflage ergänzt wurden. Im Kapitel über Zimmerpflanzen werden die typischen Probleme wie Pilzbefall, Tempraturschäden oder Staunässe erläutert und die entsprechenden homöopathischen Behandlungen gezeigt.

Ein besonders für Hobbygärtner geeigneter Ratgeber, der auch Nicht-Homöopathen schnell zu begeisterten Anwendern werden lässt.

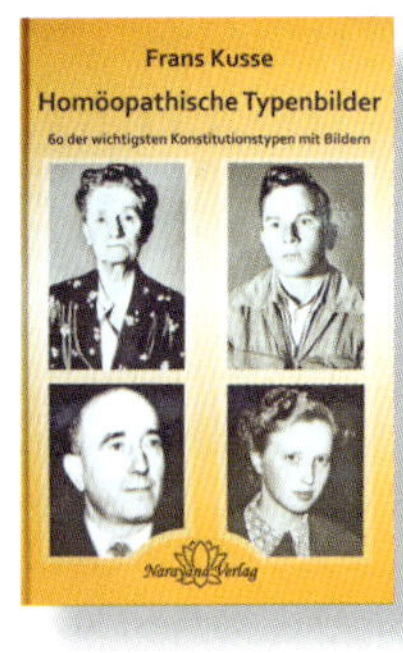

Frans Kusse

Homöopathische Typenbilder

60 der wichtigsten Konstitutionstypen mit Bildern

264 Seiten, geb., € 29.-

Nach dem großen Erfolg der „Kindertypen" ist nun auch das Typenbuch für Erwachsene erhältlich. Wie kaum ein anderer vermag Frans Kusse homöopathische Typen so bildhaft zu beschreiben, dass sie vor einem als lebendige Figuren erscheinen und leicht wiederzuerkennen sind.

Insgesamt werden 60 der wichtigsten Typenbilder beschrieben. Neben bekannten Mitteln wie Aurum, Pulsatilla oder Staphisagria schildert er auch seltenere Mittel wie Lithium oder Lac delphinum, die heute immer mehr zum Einsatz kommen.

Um die Typen auch optisch einprägsam zu gestalten, wurden 28 Mittel mit 60 bewährten Portraits von Dr. Hellmuth Beuchelt ergänzt. Zusammen mit den treffenden Beschreibungen gibt dieses Werk einen einmaligen Einblick in das Wesen der bedeutendsten Arzneimittel.

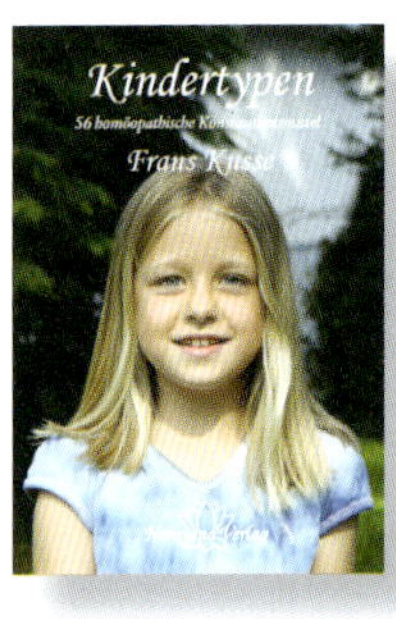

Frans Kusse

Kindertypen

56 homöopathische Konstitutionsmittel

280 Seiten, geb., € 39.-

Der liebenswürdige holländische Arzt Dr. Frans Kusse hat hier ein wunderbares neues Werk über die Typologie von 56 wichtigen homöopathischen Mitteln bei Kindern geschaffen. Mit einfachen, wohl abgewogenen Worten erfasst er auf geniale Weise die Charakterzüge dieser Mittel.

Man denkt, man kennt viele dieser Mittel schon - und ist jedesmal überrascht, wie neu und klar sie hervortreten. Dabei schildert er auch neue Mittel wie Beryll, Lithium, Mangan, Helium, Hydrogen oder Saccharum officinale, die bei Kindern sehr oft angezeigt sind und doch bisher nur in Werken über die Behandlung Erwachsener oder einzeln verstreut in Fachzeitschriften zu finden waren. Viele Mittelbeschreibungen sind durch Fotos von geheilten Kindern bereichert. Möge dieses zauberhafte Buch auch allen Eltern, Lehrern und Psychologen eine Hilfe sein, die angezeigten Mittel bei den Kindern besser zu erkennen!

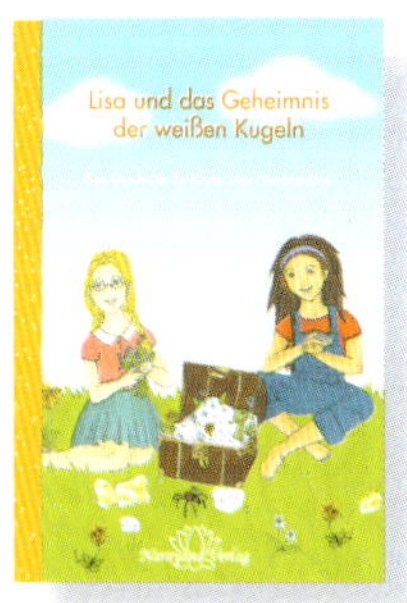

Jörg Wichmann / Corinna Doerges

Lisa und das Geheimnis der weißen Kugeln

56 Seiten, geb., € 9,80

Ein bezauberndes Buch, das Kindern die homöopathische Heilweise auf einfache Weise nahebringt. Das Buch ist für Kinder im Grundschulalter gedacht und eignet sich hervorragend als Auslage im Wartezimmer. Mit zahlreichen liebevoll gezeichneten Abbildungen.

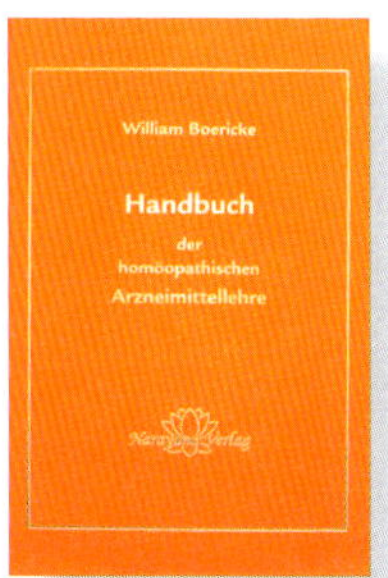

William Boericke

Handbuch der homöopathischen Arzneimittellehre

808 Seiten, geb., € 35.-

Die vorliegende Neuübersetzung ist die preislich günstigste und gleichzeitig umfassendste Boericke-Ausgabe. Sämtliche kleinen Mittel, die Boericke entweder im Anhang oder unter anderen Mitteln nur als Querverweise nannte, wurden in dieser Ausgabe alphabetisch integriert und mit einem Sternchen als solche kenntlich gemacht. Damit umfasst der Boericke mehr als 1.200 Mittel. Die kleinen pflanzlichen Mittel wurden außerdem nach neuerer und älterer botanischer Nomenklatur mit ihrer Familienzugehörigkeit versehen.

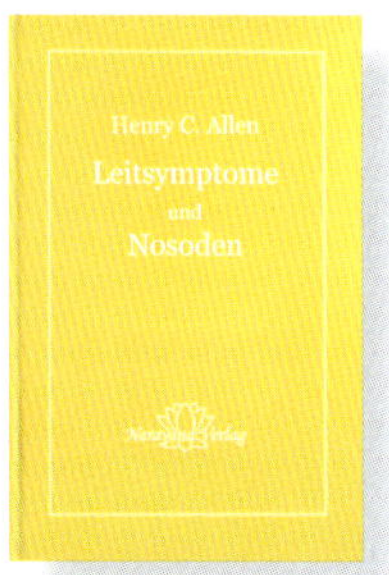

Henry C. Allen

Leitsymptome und Nosoden

520 Seiten, geb., € 35.-

Es gibt viele Versuche, die Leitsymptome von Mitteln zu finden, doch nur wenigen ist dies so gut geglückt wie H.C. Allen. Mehrere Generationen von homöopathischen Ärzten haben erfolgreich mit diesem Werk gearbeitet, wie z.B. die Ärzte der renommierten Schule von Calcutta. Mit seinem klinisch betonten Ansatz behandelten sie erfolgreich schwerste Krankheiten. Der moderne psychologische Schwerpunkt hat heute zum Teil diesen Ansatz etwas verdrängt, doch die beiden Methoden können sich bestens ergänzen, wenn man sie kennt und mit ihnen umgehen kann.

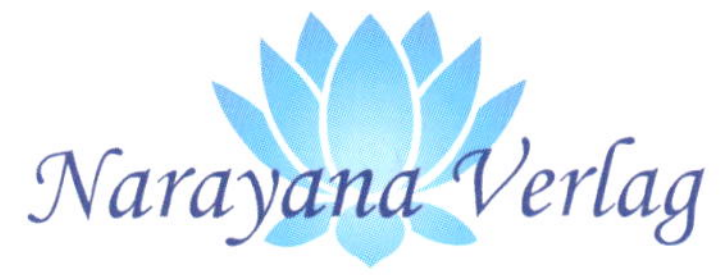

Blumenplatz 2, D-79400 Kandern
Tel: +49 7626-974970-0, Fax: +49 7626-974970-9

info@narayana-verlag.de

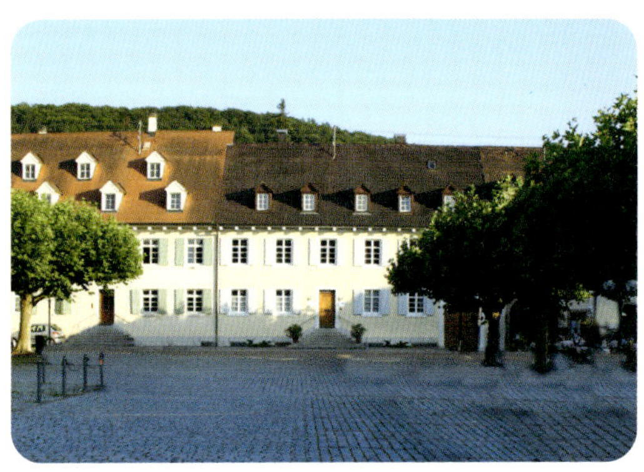

In unserer Online Webshop

www.narayana-verlag.de

finden Sie nahezu alle deutschen und eine umfangreiche Auswahl an englischen Werken zu Homö opathie, Naturheilkunde und gesunder Lebensweise.

Zu jedem Titel gibt es aussagekräftige Leseproben.

Auf der Webseite gibt es kontinuierlich Neuigkeiten zu aktuellen Themen, Studien und Seminaren mit weltweit führenden Homöopathen sowie einen Erfahrungsaustausch bei Krankheiten und Epidemien.

Ein Gesamtverzeichnis ist kostenlos erhältlich.